Seiwerth

Meine Blase gesund und stark

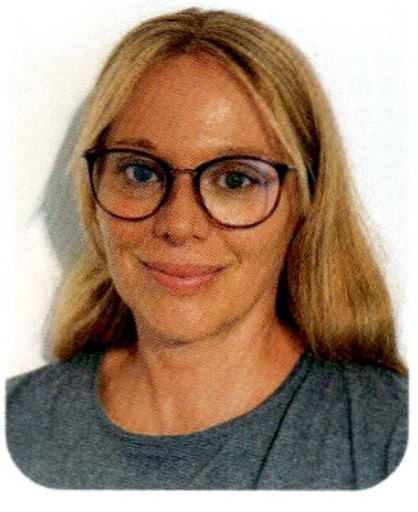

Isabell Seiwerth beschäftigt sich seit vielen Jahren mit dem Thema Blasenbeschwerden. Seit 2015 ist sie ausgebildete und zertifizierte Urotherapeutin, ein in Deutschland noch junger Beruf mit dem Fokus auf Blase, Darm und Kontinenz. Isabell Seiwerth brennt für ihr Thema und gibt ihr Wissen und ihre Erfahrung an Betroffene, aber auch als Referentin auf Kongressen weiter. Als Vorstandmitglied des Vereins der Urotherapeuten (www.urotherapie.de) engagiert sie sich für eine Enttabuisierung urologischer Beschwerden und für eine bessere Therapie. Isabell Seiwerth ist verheiratet, Mutter von drei Jungs und lebt und arbeitet in München.

Isabell Seiwerth

Meine Blase gesund und stark

Blasenentzündungen, Reizblase und Inkontinenz wirksam lindern. Das Praxisbuch

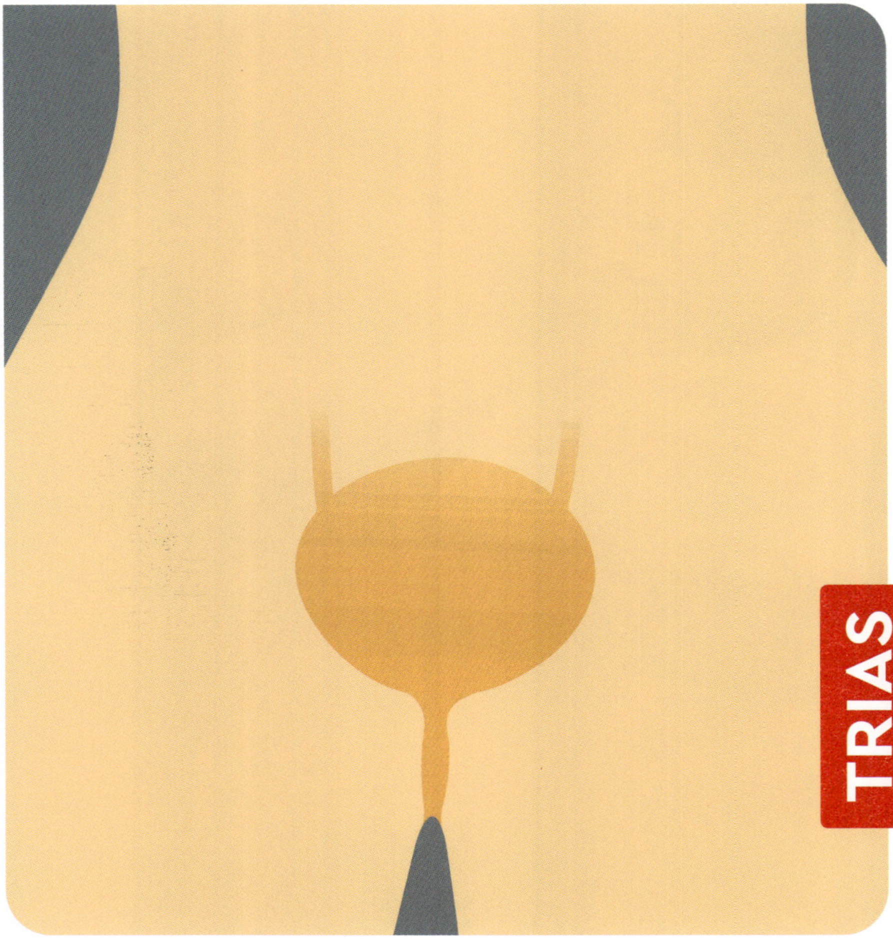

TRIAS

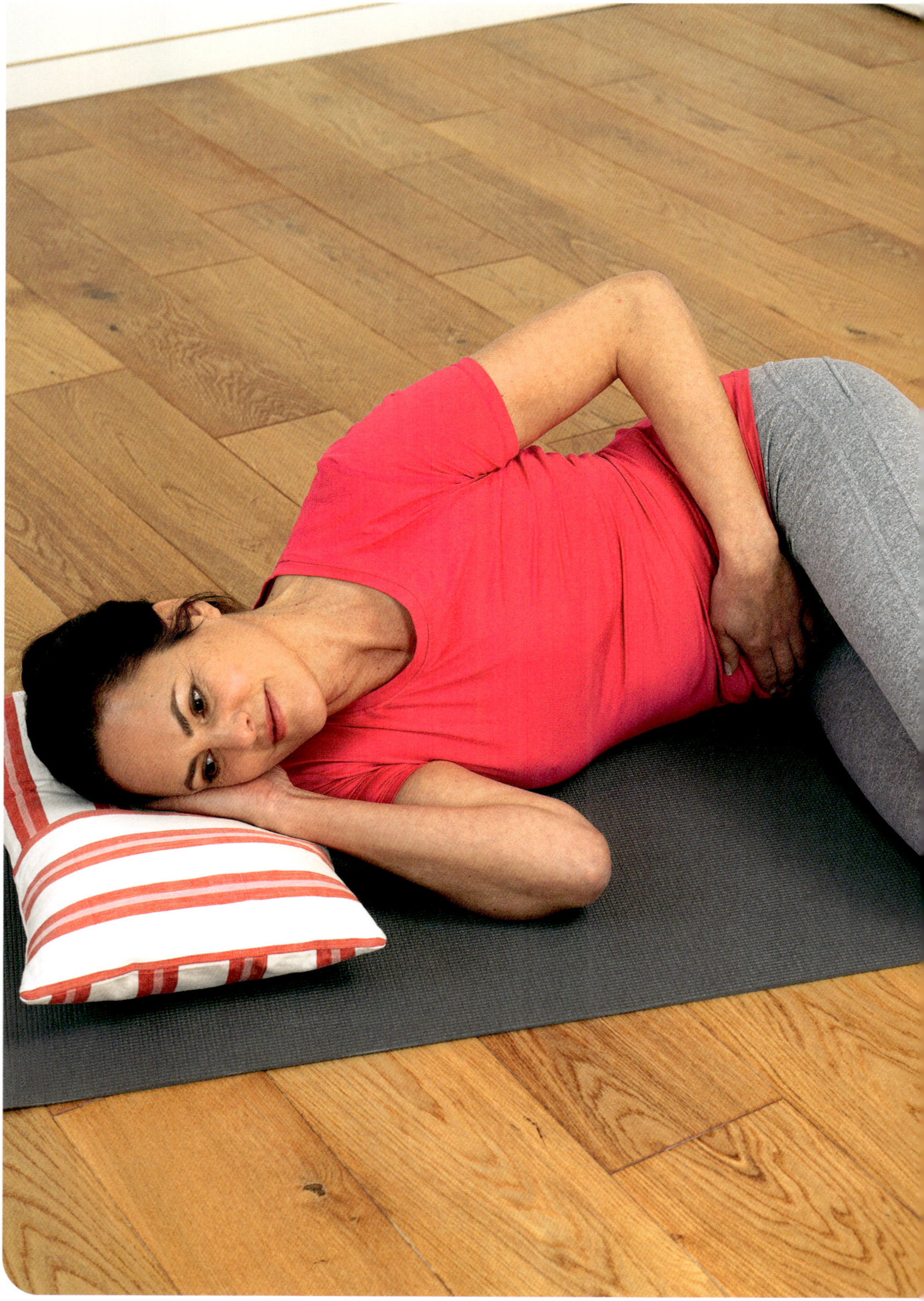

7 **Liebe Frauen**

9 Die Blase kennenlernen

10 **Viel mehr als nur ein Sammelgefäß**

21 **Wenn die Blase nicht dicht hält**

29 **Reizblase**

47 **Blasenentzündungen**

66 **Untersuchungsmethoden**

Exkurs

44 Waren Sie schon bei einer Urotherapeutin?

81 Sie und Ihre Blase – ein gutes Team

82 **Die Blase stärken**

92 **Kontinent werden und bleiben**

104 **1×1 des Toilettengangs und der Intimhygiene**

116 **Wie die Ernährung hilft**

132 **Gut durch die Wechseljahre kommen**

140 Stichwortverzeichnis

143 Empfehlungen von Isabell Seiwerth

6

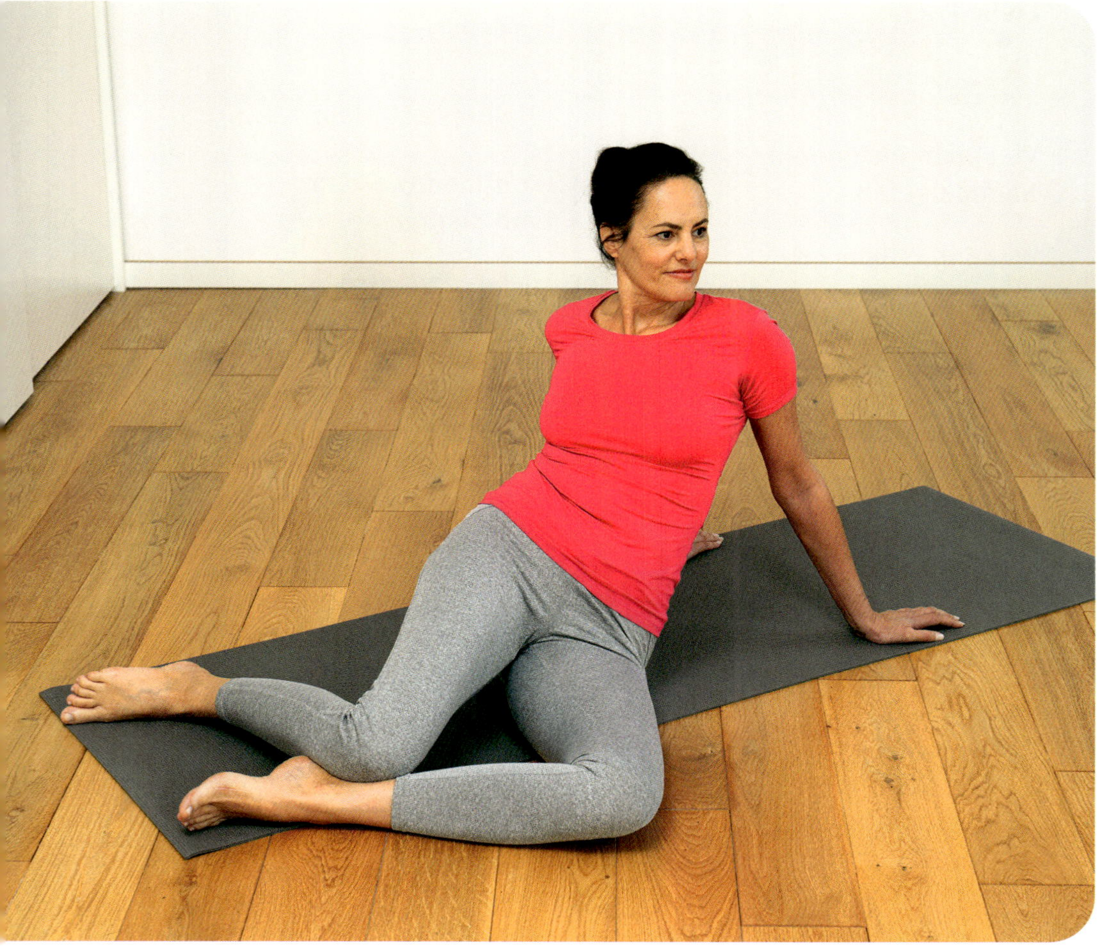

Liebe Frauen,

sehr viele von uns leiden unter einer Reizblase, unter Blaseninkontinenz oder unter wiederkehrenden Blasenentzündungen. Vor allem, wenn wir Kinder zur Welt gebracht haben und/oder uns in den Wechseljahren befinden, kann der Blasenverschluss schwächeln. Chronische Blasenentzündungen können Frauen jeden Alters peinigen und auch die Reizblase hängt weniger von unserem Alter, sondern eher von unseren stressigen Lebensbedingungen ab.

Vermutlich sehen Sie Ihre Blase als den nervigen Übeltäter an, denn sie bringt Sie oft in peinliche Situationen, wenn Sie mal wieder hektisch auf der Suche nach einer Toilette sind, oder bereitet Ihnen Schmerzen beim Wasserlassen. Die Einstellung, »die Blase soll einfach wieder so funktionieren wie früher«, ist also mehr als verständlich, bringt Sie aber nicht weiter. Mit diesem Buch werden Sie die Zusammenhänge verstehen, wie und warum diese Blasenbeschwerden entstehen, und Sie werden erkennen, was Sie selbst tun können, damit die Blase wieder ihren Job machen kann. Ich möchte Ihnen auch die Abläufe in Ihrem Körper und die Funktionsweise der Blase näherbringen. Mit diesem Wissen können Sie nicht nur Ihre individuellen Beschwerden besser beurteilen, sondern auch gezielt gegensteuern. Es braucht gar nicht so viel, um Ihre Blase wieder auf Kurs zu bringen. Und die meisten Maßnahmen tun nicht nur Ihrer Blase gut, sondern auch Ihnen.

Ich wünsche Ihnen viel Freude und Erfolg beim Lesen und Umsetzen.

Ihre Isabell Seiwerth

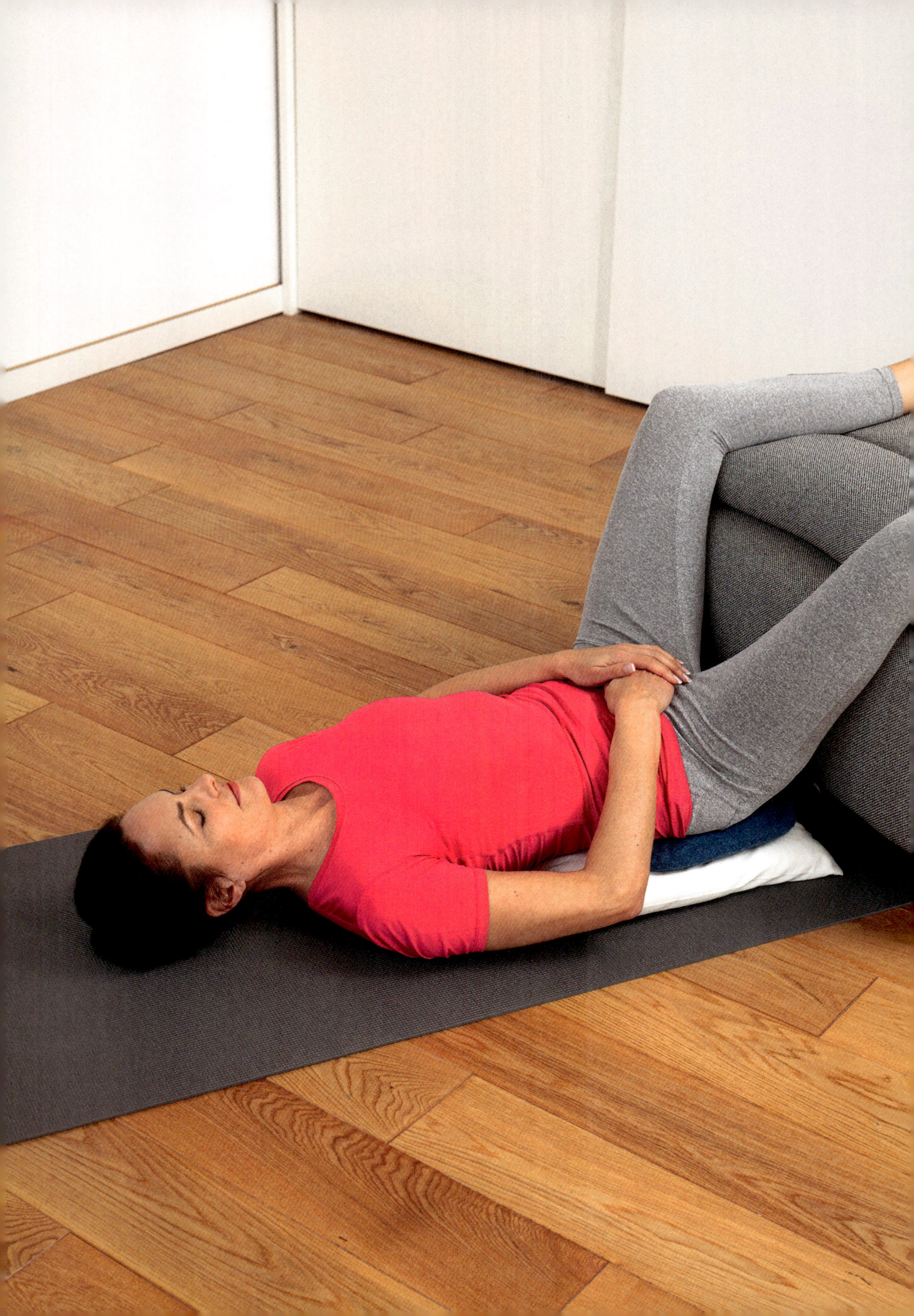

Die Blase kennenlernen

Über die Blase wissen wir meist nur wenig. Aber spätestens dann, wenn sie Beschwerden macht, ist es Zeit zu schauen, wie sie eigentlich funktioniert.

Viel mehr als nur ein Sammelgefäß

Stellen Sie sich vor: Ihre Hausärztin untersucht bei einem Gesundheits-Check-up Ihre Bauchorgane per Ultraschall und stellt fest, dass Sie eine leichte Fettleber haben.

Sicherlich wird Sie diese Aussage alarmieren. Sie werden sich schlau machen, welche Funktionen die Leber eigentlich genau erfüllt, was die Bezeichnung »Fettleber« bedeutet und was Sie tun können, damit dieses wichtige Organ in Ihrem Körper wieder gut funktioniert. Vielleicht kaufen Sie sich in der Apotheke gleich einen Leberstärkungstee und trinken ihn, obwohl er bitter schmeckt. Oder Sie bekommen von Ihrer Freundin, mit der Sie darüber sprechen, den Tipp, einmal täglich einen Leberwickel zu machen, um die Leber bei ihrer Arbeit zu unterstützen. Oder Sie überlegen sogar, wenn Ihnen klar wird, wie es zur Fettleber kommen konnte, eine Leberkur zu machen oder ein Fastenprogramm speziell für die Leber durchzuführen. Denn Ihnen leuchtet unmittelbar ein, dass die Leber ein zentrales Organ des menschlichen Körpers ist und dass sie direkt mit Ihrer Gesundheit und Ihrem Wohlbefinden verbunden ist. Da kümmern Sie sich gern um sie.

Bei der Blase sieht die Situation anders aus. Wir stellen sie uns als eine Art Gefäß »da unten« vor, das den Urin sammelt und das bei passender Gelegenheit entleert wird. Fertig. Solange unsere Blase einwandfrei funktioniert, verschwenden wir keinen einzigen Gedanken an sie. Erst wenn das vermeintlich simple Sammelgefäß undicht wird, wir also ungewollt Urin verlieren, nur noch ein geringes Fassungsvermögen hat und wir viel öfter, als uns lieb ist, auf die Toilette müssen, oder wir unter häufigen, schmerzhaften Blasenentzündungen leiden, gerät die Blase in unseren Fokus. Aber auch dann auf eine wenig fürsorgliche Art und Weise: Die ständig drückende Blase nervt. Sie ist ein Übel. Sie verleidet Ihnen das Leben. Sie soll gefälligst so funktionieren wie früher.

Die Blase als Seismograf für Stress

Mit dieser Sichtweise werden wir diesem Organ – und ich schreibe hier bewusst »Organ« – jedoch nicht gerecht. Denn Ihre Blase ist viel sensibler, feinfühliger und empfindlicher als beispielsweise Ihre Leber. Ihrer Leber ist es herzlich egal, wie Sie sich fühlen. Sie arbeitet einfach immer, Tag und Nacht.

» *Ihre Blase dagegen ist wie ein Seismograf, der zu viel Stress und Hektik, Verspannungen oder zu wenig Schlaf zuverlässig registriert. Mehr noch, Ihre Blase arbeitet mit Ihnen zusammen.* «

Sie stellt ihre Bedürfnisse zurück, wenn es Ihnen gerade nicht passt. Sicherlich können Sie sich auch an Situationen erinnern, wie diese: Sie sind auf der Arbeit und eigentlich gerade auf dem Weg zur Toilette, weil Ihre Blase heftig drückt. Nun kommt Ihnen Ihre Chefin oder ein Kollege entgegen und verwickelt Sie in ein Gespräch; Sie müssen dringend einige Unterlagen zusammenstellen, was Sie sofort erledigen. Viel später fällt Ihnen auf, dass Sie noch immer nicht zur Toilette gegangen sind. Ihre Blase ist voll und dennoch mucksmäuschenstill.

Wir können also an dieser Stelle schon einmal festhalten, dass Ihre Blase weit mehr ist als ein Gefäß und nicht so schlicht funktioniert wie die Toilettenspülung, bei der man nur den Knopf drücken muss. Sicherlich haben Sie bei näherer Betrachtung auch schon bemerkt, dass Ihre Blase mit Ihrem Befinden verknüpft ist: Sind Sie nervös und aufgeregt, ist die Blase es auch und muss ständig »für kleine Mädchen«, obwohl kaum etwas drinnen ist. Oder wenn Sie sehr angespannt sind, kann sie sich nicht vollständig und nur zögerlich entleeren. Wenn Sie dagegen vollkommen entspannt sind, kann auch die Blase wunderbar »loslassen«, und der Urin kommt mit einem satten Strahl heraus.

Wenn ich Sie jetzt ein wenig neugierig gemacht habe, woher die Blase weiß, wie es uns gerade geht und wann sie ihre Schleusen öffnen darf und wann nicht, war es genau das, was ich wollte. Dazu brauchen wir zunächst die Anatomie der Blase. Wir müssen genau auf diese anatomischen Abbildungen schauen und heranzoomen, um zu entdecken, welche feinen Nerven an die Blase herantreten. Welche zarten Muskelfasern sie umspannen. Wie empfindsam sie ausgekleidet ist. Das ist der erste Schritt.

Dieser anatomische Aufbau der Blase führt zu ihrer Funktion. Wir schauen uns die unterschiedlichen nervlichen Einflüsse an, unter denen die Blase steht. Wir ergründen, wie genau sie funktioniert. Wir verstehen, was für unsere Blase gut ist und was sie reizt, krank macht und in ihrer Arbeit behindert.

Ein peinliches Thema

Doch halt, bevor wir uns der Blase mit offener Neugier widmen können, müssen wir uns eines mächtigen Türstehers gewahr werden: der Scham. Denn es ist uns peinlich, wenn wir verzweifelt durch ein Kaufhaus rennen, um noch rechtzeitig die Toilette zu erreichen, die sich im obersten Stockwerk in der hintersten Ecke befindet. Puh, was für eine Erleichterung, wenn wir es gerade noch geschafft haben. Auf einer gemeinsamen Wanderung versuchen wir lange Zeit, unser dringendes Bedürfnis zu unterdrücken, und haben kaum Augen für die herrliche Landschaft, bis wir dann endlich verschämt hinter stacheligem Gestrüpp verschwinden, damit uns bloß keiner sieht, wie wir Pipi machen. Natürlich bleibt die Kleidung beim hastigen Wiederanziehen dann auch noch hängen, und wir ärgern uns über uns selbst, dass wir vermeintlich zu viel getrunken haben. Wenn wir es einmal nicht rechtzeitig schaffen, könnten wir vor Scham im Boden versinken und tun alles, damit es bloß keiner bemerkt. »Oh Gott, in die Hose gemacht, wie ein kleines Kind!« Diese Schamgefühle sind heftig und wir tun sehr viel, damit wir sie nicht wieder erleben müssen. Wir verzichten auf tolle Ausflüge, ausgedehnte Radtouren oder Wanderungen, sagen bei Einladungen zu Outdoor-Aktivitäten lieber ab, wenn nicht sichergestellt ist, dass wir rechtzeitig eine Toilette finden, wenn wir sie brauchen.

Wir sprechen auch mit niemandem darüber. Wenn Sie schlecht geschlafen haben, müde sind, Kopfschmerzen haben, Ihnen der Bauch wehtut, Sie niedergeschlagen sind, erzählen Sie davon. Sie reden mit Ihrem Partner, in der Familie oder mit einer Freundin darüber. Gar kein Problem. Ganz normal. Aber dass Sie inkontinent sind, dass Sie den Urin nicht halten können, es einfach herauströpfelt, dass Sie oft auf die Toilette müssen, und wie sehr das Ihr Leben bestimmt und Sie einschränkt, darüber sprechen Sie nicht. Das ist einfach nur peinlich. Und wenn Sie sich dann trauen, weil der Leidensdruck zu groß ist, und bei einer Fachperson Rat suchen, stellt diese auch noch prekäre Fragen und will alles genau wissen, wo Ihnen dieses Thema doch die Schamesröte ins Gesicht treibt und Sie das Gespräch als extrem unangenehm empfinden.

Das geht sehr vielen Frauen so. Sie sind nicht die einzige, für die dieses Thema schwierig ist. Die Sauberkeitserziehung in frühen Kindheitstagen hat ganze Arbeit geleistet. Und auf Körperausscheidungen allgemein liegt ein gesellschaftliches Tabu. Darüber redet man nicht. Das erledigt man auf dem stillen Örtchen. Hinzu kommt ein erlebter Kontrollverlust, der uns massiv belasten kann, wenn wir unsere Blasenfunktion »nicht mehr im Griff haben«. Dieses Thema ist uns also aus gutem Grund peinlich. Es ist angst- und schambesetzt. Der erste Schritt ist, dies anzuerkennen. Ein weiterer Schritt ist, sich zu informieren. Sich über Zusammenhänge schlau zu machen und mit dem Thema auseinanderzusetzen. Genau dies tun Sie mit diesem Buch. Wenn Sie Fachpersonen aufsuchen, achten Sie auf Ihre Gefühle. Wird Ihnen mit Respekt und freundlicher Aufmerksamkeit begegnet? Haben Sie den Eindruck, dass Ihr Gegenüber sensibel mit diesem für viele Menschen schambesetzten Thema umgeht?

» *Je vertrauter Sie mit Ihrer Blase werden, je mehr Sie über sie wissen, je häufiger Sie über dieses Thema in einem geschützten Rahmen sprechen, desto offener werden Sie damit umgehen können. Das ist ein Prozess. Lassen Sie sich die Zeit, die Sie brauchen.* «

Anatomie: Wie sieht die Blase aus?

Die Harnblase befindet sich am Boden der Bauchhöhle, dort wo die beiden Teile des Beckens an der Körpervorderseite zusammenstoßen. Dieser Bereich der Beckenknochen wird Schambein genannt. Es ist in der Mitte über die Schambeinfuge (Symphyse) flexibel verbunden, denn bei der Geburt muss sich das Becken ja weiten, damit das Baby hindurchpasst. Die Blase schwebt nicht frei im Raum, sondern ihre Vorderwand ist teilweise mit der Bauchwand verwachsen; zudem ist sie über sogenannte Nabelbänder, die so heißen, weil sie tatsächlich zum Nabel führen, aufgehängt. Diese flexible Aufhängung ermöglicht es der Blase, sich mit zunehmender Füllung auszudehnen. Im hinteren Bereich grenzt sie an die Scheide und die Gebärmutter. Man unterscheidet den Blasengrund (Fundus), der bindegewebig verankert ist, vom Blasenkörper. Bei diesem stellt das Blasendach den größten Anteil dar, der frei beweglich ist und sich dem Füllungsstand der Blase entsprechend ausdehnen kann. Über dem Blasendach befindet sich das Bauchfell. Bei stark gefüllter Blase drückt das Blasendach das Bauchfell nach oben. Bei leerer Blase ist das Blasendach eingesunken und liegt dem Fundus an.

Die Blase hat zwei Zuflüsse und einen Abfluss. Von der linken und der rechten Niere führen die jeweiligen Harnleiter herab und münden im hinteren Bereich links und rechts in den Blasengrund. Weiter vorn am Blasengrund – genau in der Mitte – liegt der Abfluss, die Harnröhre. Die zwei Einmündungsstellen der Harnleiter und die Austrittsstelle der Harnröhre werden als Blasendreieck bezeichnet.

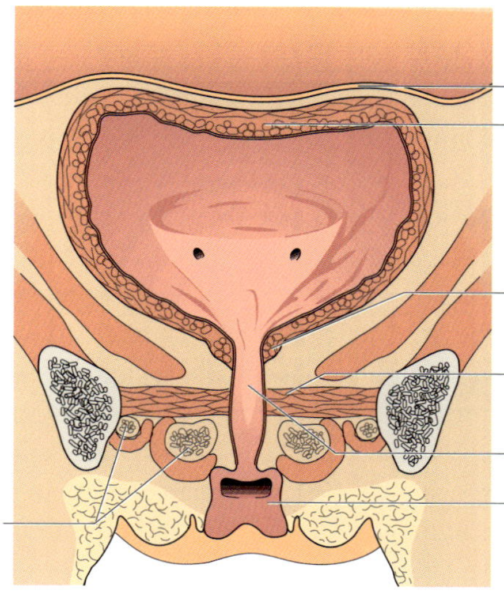

Schwegler J, Lucius R. Lage und Aufbau. In: Schwegler J, Lucius R, Hrsg. Der Mensch – Anatomie und Physiologie. 7., überarbeitete Auflage. Stuttgart: Thieme; 2021

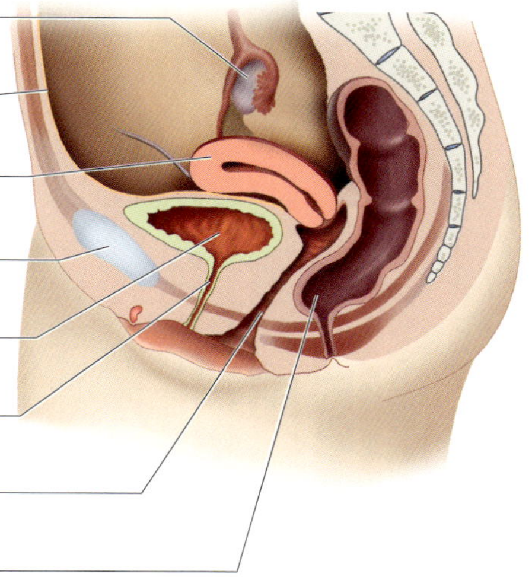

Schewior-Popp S, Sitzmann F, Ullrich L, Hrsg. Thiemes Pflege. 15. Auflage. Stuttgart: Thieme; 2020

⮝ Oberes Bild: So sieht die Blase, schematisch dargestellt, von vorn aus. Unteres Bild: Und so kann man sich die weiblichen Beckenorgane – von der Seite betrachtet – vorstellen.

Der Aufbau der Blasenwand

Wie bereits angedeutet, ist die Blase nicht einfach ein Gefäß oder Sack, der passiv gefüllt wird, sondern ihre Wand ist in mehreren Schichten aufgebaut und bemuskelt. Wenn Sie jetzt denken, »Oh prima, die Blase hat Muskeln, das wusste ich noch gar nicht, dann kann ich ja meine Blasenmuskeln trainieren«, muss ich Sie leider enttäuschen, denn die Muskelschicht, die die Blase umgibt, unterliegt nicht der willentlichen Kontrolle.

Es ist das sogenannte vegetative Nervensystem mit seinen beiden Anteilen Sympathikus und Parasympathikus, das die Blasenmuskulatur steuert. Aber wie wir später sehen werden, hängt die Aktivität dieser beiden stark davon ab, wie gestresst oder entspannt wir sind, sodass sich die Blase indirekt durchaus beeinflussen lässt. Und ein Teil des Verschlussmechanismus ist auch über den sogenannten Nervus pudendus willentlich beeinflussbar. Das schauen wir uns etwas später genauer an.

Auch die beiden jeweils rund 30 cm langen Harnleiter sind nicht einfach Schläuche, durch die der Harn durchläuft, sondern sie verfügen über Längs- und Ringmuskulatur, die vegetativ gesteuert wird. Diese ist so angeordnet, dass sie peristaltische Wellen von den Nieren zur Blase erzeugen kann. Der Urin wird aktiv von den Nieren in die Blase befördert mit einer Wellenbewegung, die ca. ein- bis dreimal pro Minute stattfindet. Am Tag produzieren wir 1–2 Liter Urin.

Blasenschleimhaut

Beginnen wir mit der innersten Schicht der Blase, diese besteht aus Übergangsepithel (Urothel). Übrigens sind auch die Harnleiter damit ausgekleidet. Dies ist eine spezielle Epithelform mit mehreren Zellschichten, die einerseits sehr gut wasserdicht ist, die die zum Teil aggressiven Urinbestandteile aushält, und anderseits flexibel und dehnbar genug ist, um die Volumenänderungen der Blase zuzulassen bzw. im Falle der Harnleiter die peristaltischen Wellen mitzumachen. Die innerste Schicht wird aus Deckzellen gebildet, die besondere Membranverdickungen aufweisen. Als Nächstes kommt eine Schicht von subepithelialem Bindegewebe. Diese beiden Schichten werden als Blasenschleimhaut bezeichnet. Diese ist im leeren Zustand, mit Ausnahme des Blasendreiecks, stark gefältelt. Bei gut gefüllter Blase ist sie wie glatt gezogen.

Muskelschichten

Daran schließen sich unterschiedliche Muskelschichten an, die gegenüber der Blasenschleimhaut verschieblich und ebenfalls extrem dehnbar sind: Zunächst eine innere Ringmuskulatur, auf die eine Längsmuskelschicht folgt, deren Fasern von vorn nach hinten ziehen und die Blase beim Urinieren aufrichten können. Diese Muskelschichten gehören zur glatten Muskulatur, die vegetativ gesteuert wird. Medizinisch werden sie als Detrusormuskeln bezeichnet. Im Gegensatz dazu bestehen beispielsweise Arm- und Beinmuskeln aus quergestreifter Muskulatur, die willentlich angespannt werden kann.

Die Harnröhre

Der Harnröhre stehen, vereinfacht ausgedrückt, zwei muskuläre Verschlussmechanismen zur Verfügung: Ein Blasenschließmuskel am Übergang von der Blase zur Harnröhre, der über das vegetative Nervensystem gesteuert wird und innerer Harnröhrensphinkter heißt. Der zweite Verschluss sitzt etwas tiefer und wird durch die Beckenbodenmuskulatur gebildet, die, wie Sie sicher wissen, willentlich angespannt und entspannt werden kann. Dieser wird äußerer Harnröhrensphinkter oder auch Harnröhrenschließmuskel genannt. Er verfügt über einen vegetativ innervierten glattmuskulären Anteil und einen quergestreiften Anteil, der willentlich beeinflussbar ist. Es ist wichtig, alle diese Mitspieler auf dem Schirm zu haben, denn sie bilden die Ansatzpunkte, um eine »undichte Blase« wieder kontinent zu machen, wie wir gleich sehen werden.

Bei Männern sind beide Verschlussmechanismen mit kräftigeren Muskeln ausgestattet als bei Frauen; für sie ist es also im Normalfall wesentlich leichter, die Blase nur dort zu entleeren, wo es vorgesehen ist. Dennoch gehen viele Männer

Die Blase von Tieren wird vielfältig verwendet

Weil die Blase so schön elastisch und stabil ist, wird sie seit jeher zu unterschiedlichsten Zwecken eingesetzt: Schweinsblasen dienten seit frühester Menschheitsgeschichte als Transportmittel. Nachdem sie gesäubert und präpariert worden waren, konnten Flüssigkeiten oder andere empfindliche Gegenstände darin transportiert werden. Sogar als Glasersatz lässt sich die Blasenhaut verwenden. Im Mittelalter wurde sie auf Holzrahmen gespannt und statt Glas beim Fensterbau verwendet. Dass aufgeblasene Rinderblasen einen idealen Lederball abgegeben, versteht sich fast von selbst. Am Hofe Heinrichs VIII., in England, wurde Fußball mit solchen Rinderblasen gespielt. In der schwäbisch-alemannischen Fastnacht spielen aufgeblasene Schweinsblasen, die an langen Stecken befestigt werden, noch heute eine traditionelle Rolle. Im bunten Narrentreiben kann es schon mal passieren, dass man mit so einer Schweinsblase ein paar gewischt bekommt.

viel unverkrampfter damit um, wenn sie dieses Bedürfnis in der Natur ereilt: Dann »bewässern« sie einfach den nächsten Busch. Aber dies nur am Rande, hier geht es ja in erster Linie um uns Frauen. Aber vielleicht täte uns etwas mehr Un-Verschämtheit auch manchmal gut, wenn wir auf weiter Flur sind und sich ein dringendes Bedürfnis einfach nicht mehr aufschieben lässt.

Das schwellfähige Epithel der Harnröhre, genauer, die Submukosa, sowie kollagene und elastische Fasern des umgebenden Bindegewebes tragen mit zum dichten Verschluss der Harnröhre bei. Dieser viskoelastische Verschluss ist wichtig, um Urinverlust zu verhindern. Da das Epithel auf Östrogen reagiert, ist dieser Verschlussmechanismus bei Östrogenabfall, wie er in den Wechseljahren, bei langem Stillen und in der zweiten Zyklushälfte auftritt, störanfällig.

Steuerung der Blase über die Nerven

Um zu verstehen, wie die Blase es schafft, dicht zu halten (Kontinenz), obwohl sie voll ist, bzw. sich vollständig zu entleeren, wenn wir auf einer Toilette thronen, müssen wir uns ihre Innervation anschauen. Denn Nervenreize geben dazu die erforderlichen Befehle.

Die hauptsächliche Innervation kommt von den beiden Teilen des vegetativen Nervensystems: dem Sympathikus und dem Parasympathikus. Dies hat den großen Vorteil, dass wir uns um unsere Blase – genauso wie um die Atmung, den Herzschlag und die Verdauung – keine Gedanken machen müssen. Sie funktionieren einfach ohne unser willentliches Zutun autonom, weshalb das vegetative Nervensystem auch oft als autonomes Nervensystem bezeichnet wird.

Der Sympathikus ist in erster Linie dafür verantwortlich, unseren Körper auf Anstrengung und Bewegung vorzubereiten: Er sorgt dafür, dass unser Herz die Muskeln der Gliedmaßen gut mit Blut versorgt und wir kräftig atmen. Denn seine Aktivität hat unsere Vorfahren dazu befähigt, bei Gefahr wegzulaufen oder zu kämpfen. Alle Organfunktionen, die nicht diesem akuten Überlebenskampf dienen, werden vom Sympathikus gedrosselt, wie die Verdauung. Auch wenn wir dem Stress, dem wir in unserer heutigen Zeit ausgesetzt sind, nicht durch Kampf oder Flucht entgehen können, sind die körperlichen Reaktionen, die der Sympathikus auslöst, dieselben. Der Sympathikus wird daher auch als Stressnerv bezeichnet. Nach einem stressigen Arbeitstag helfen dem Sympathikus Sport und Bewegung und/oder bewusste Entspannungseinheiten, seine Überaktivität herunterzufahren.

Sein Gegenspieler ist der Parasympathikus: Er reguliert die Organfunktionen, wenn wir uns im Ruhezustand befinden, und wirkt aktivierend auf u. a. Magen, Leber, Bauchspeicheldrüse, Nieren und Darm. Der Verdauungsschlaf nach einem reichhaltigen Essen hat also seine Berechtigung.

» *Der Parasympathikus springt nicht, wie der Sympathikus, von selbst an, sondern wir müssen zur Ruhe kommen, damit er aktiv werden kann.* «

Seine Zeiten sind also der Nachtschlaf und alle Zustände am Tage, an denen wir entspannt sind. Bei vielen Menschen besteht aufgrund von Stress, hektischer Lebensweise, Reizüberflutung, Schlafstörungen und Bewegungsmangel eine anhaltende Überaktivität des Sympathikus und eine verminderte Aktivität des Ruhenervs, wie der Parasympathikus auch genannt wird.

Dass die Blase nervös gesteuert wird, weiß man schon sehr lange

Spannend: Bereits im Altertum war bekannt, dass die Funktion der Harnblase vom Nervensystem beeinflusst wird. Darüber gibt ein altes Dokument, das Edwin-Smith-Papyrus, aus der Zeit 1500–1300 v. Chr. Auskunft. Schon damals wurde der Zusammenhang hergestellt, dass traumatische Verletzungen im spinalen Bereich, also Rückenmarksverletzungen, nicht nur eine Lähmung der unteren Extremitäten hervorrufen, sondern auch zu einem Verlust der geregelten Blasenfunktion führen.

Ausgeklügelt: Blasenfüllung und -entleerung

Wenn die Blase dicht halten soll, ist der Sympathikus aktiv. Klar, bei Flucht oder Kampf ist keine Zeit für solche »Nebensächlichkeiten« wie Wasserlassen. Wie in der Abbildung (Seite 19) zu sehen, sendet der Sympathikus seine Nerven zur Blase selbst und zum inneren Harnröhrensphinkter. Während der Füllungsphase der Blase erschlafft die Muskulatur der Blasenwand durch die Aktivierung der Beta-Rezeptoren des Sympathikus in der Blasenwand. Die Aktivität des Sympathikus hemmt also die Blasenmuskeln und senkt damit den Druck in der Blase. Die Blasenwand kann sich mit zunehmender Füllung ausdehnen. Die sympathische Innervation des inneren Schließmuskels sorgt über Alpha-Rezeptoren dafür, dass dieser angespannt und damit fest verschlossen ist. Für diese reflektorischen Aktionen sowie die des Parasympathikus, der für die Blasenentleerung zuständig ist, zeichnet das sogenannte sakrale Miktionszentrum im Rückenmark verantwortlich.

Um eine willentliche Beeinflussung zu ermöglichen, muss aber auch unser Gehirn beteiligt sein: Für die Entscheidung,

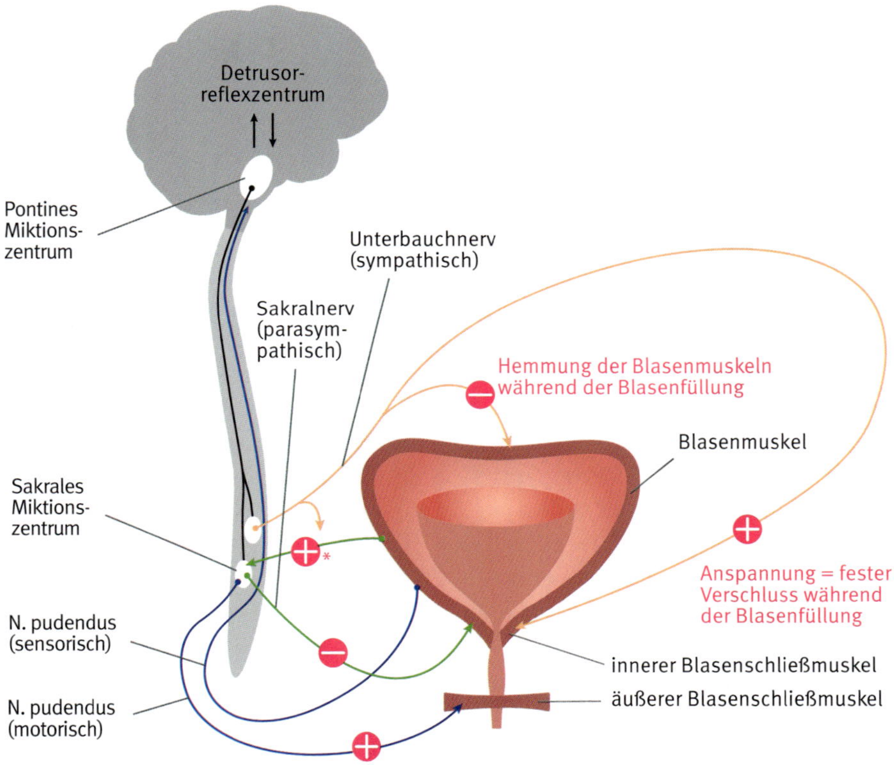

* Positive Rückkopplung: Mit zunehmender Blasenfüllung wird der Druck immer stärker. Zudem lässt die Parasympathikusaktivität den inneren Blasenschließmuskel erschlaffen. Die Blase will sich entleeren.

Die nervöse Steuerung unserer Blase

ob die Blase sich entleeren darf, ist das sogenannte Detrusorreflexzentrum im Frontalhirn in unserer Großhirnrinde verantwortlich. Von hier verlaufen Nerven sowohl zum sakralen Miktionszentrum, um hier das »Go« oder »No« zur Miktion zu geben, als auch zum dritten für die Blasenfunktion relevanten Nervenzentrum, dem Blasenzentrum im Hirnstamm, das ebenfalls mit der Blase selbst wie auch mit dem sakralen Miktionszentrum verschaltet ist. Wenn Sie jetzt denken, dass das alles sehr kompliziert klingt, gebe ich Ihnen recht. Tatsächlich ist aber alles noch viel komplexer. Doch keine Sorge, das brauchen wir an dieser Stelle nicht. Denn in unserem Buch geht es nicht um sogenannte neurogene Blasenfunktionsstörungen, die bei Erkrankungen wie Parkinson oder Multiple Sklerose auftreten und durch Nervenschäden an diesen unterschiedlichen Zentren hervorgerufen werden können.

Mit zunehmender Blasenfüllung vermelden Dehnungsrezeptoren an den Parasympathikus, dass sich die Blasenwand spannt, dies veranlasst den Parasympathikus, die Blasenmuskulatur anzuspannen. Durch diese Anspannung erhöht sich der Druck in der Blase, was wiederum die Dehnungsrezeptoren stärker aktiviert. Über diese positive Rückkopplung wird der Druck in der Blase mit zunehmender Füllung also immer stärker. Zudem lässt die Parasympathikusaktivität den inneren Harnröhrensphinkter erschlaffen. Die Blase will sich entleeren (Miktion).

Dieser Schwellenwert des Binnendrucks in der Blase, ab dem die Dehnungsrezeptoren in der Blasenwand den Parasympathikus aktivieren, ist individuell unterschiedlich und auch trainierbar, was man sich beim Blasentraining zunutze macht.

Doch bei der Blasenentleerung haben wir (genauer: unser Frontalhirn) ja auch noch ein Wörtchen mitzureden; solange es uns nicht passt, bleibt der äußere Harnröhrensphinkter verschlossen und die Miktion kann nicht stattfinden. Für die Weitergabe unseres willentlichen Befehls an den Harnröhrenschließmuskel, dass sich die Blase jetzt nicht entleert, ist der Nervus pudendus zuständig. Gewöhnlich können wir das Gefühl des Harndrangs, das durch den Druckanstieg in der Blase ausgelöst wird, mehrfach ignorieren. Wenn wir dann bereit zum Wasserlassen sind, erschlaffen auch die Muskeln des Beckenbodens. Nach dem willkürlichen Start läuft der Prozess der Blasenentleerung weitgehend reflektorisch ab.

Die Blasenentleerung steht unter dem Regiment des Parasympathikus, der durch Kontraktionen der Blasenwand den Urinabfluss fördert. Zunächst sorgt die Muskelkontraktion am Boden des Blasendreiecks für eine Rinne zwischen Harnleitermündung und Harnröhre, die den Übertritt der ersten Urinportion in die Harnröhre erleichtert. Dabei wird die Harnröhre gedehnt, was reflektorisch zur Erschlaffung des inneren Harnröhrensphinkters führt. Eine aktive Kontraktion der Bauchdecke (Bauchpresse) kann die Blasenentleerung unterstützen.

Wenn die Blase nicht dicht hält

Den Beckenboden habe ich jetzt schon mehrfach erwähnt, er ist der kräftigste und willentlich kontrollierbare Verschlussmechanismus für unsere Blase.

Aber nicht nur das, wir können uns den Beckenboden wie eine muskuläre Schale vorstellen, die die Öffnung im Becken nach unten hin größtenteils verschließt, aber eben auch eine flexibel regulierbare Durchtrittspforte darstellt. Er muss sich also öffnen und schließen können: beim Wasserlassen, dem Stuhlgang, beim Geschlechtsverkehr und bei der Geburt eines Babys. Zudem ist er dafür verantwortlich, die Organe zu halten: die Blase, die Scheide mit der Gebärmutter und der Enddarm »sitzen« direkt in dieser Schale.

Was unser Beckenboden leisten muss

Dem Beckenboden kommt also als unterer Abschluss unseres Bauchraums eine wichtige Funktion zu. Er muss sehr viel leisten. Wenn wir beispielsweise husten oder schwer heben, entsteht enormer Druck im Bauchraum, dennoch soll die Blase dicht halten. Dies wird, zumindest in jungen Jahren, durch die wunderbare Konstruktion der unterschiedlich aufgehängten Muskelschichten und Bindegewebsstrukturen des Beckenbodens meist problemlos gemeistert.

Im Laufe der Jahre lassen Bindegewebe und Muskulatur aber oft nach. Vor allem in den Wechseljahren (Seite 133) vollziehen sich hormonbedingt Prozesse, die den Beckenboden störungsanfälliger und kraftloser machen. Denn in dieser Zeit werden viele Muskelzellen des Beckenbodens durch Bindegewebszellen ersetzt. Er wird also schwächer und verliert an Elastizität. Zudem nimmt auch seine Reaktionsschnelligkeit ab. Wenn wir husten, muss er blitzschnell die Harnröhre zukneifen.

Zum Glück besteht der Beckenboden aus Muskeln, die sich trainieren lassen. Wie so ein Beckenbodentraining (Seite 92) aussieht, schauen wir uns später an. Zunächst beschreibe ich, welche Beschwerdebilder auftreten können, wenn der Beckenboden nicht mehr so gut funktioniert.

Den Beckenboden können wir uns wie eine muskuläre Schale vorstellen.

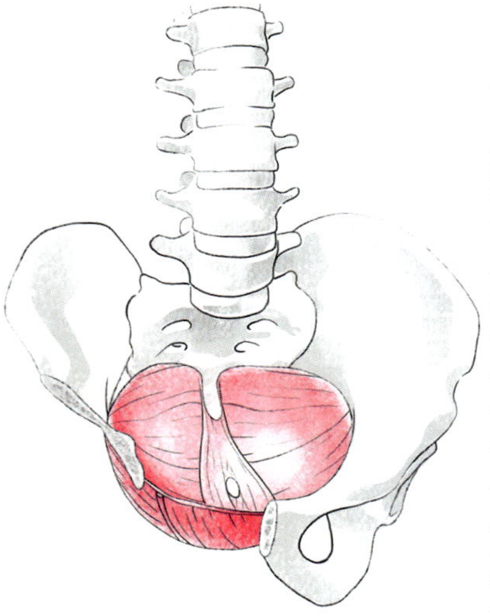

Liesner F. Mein Beckenbodenbuch. Stuttgart: TRIAS; 2018

Schreckgespenst Inkontinenz

Stellen wir uns einmal vor: Zumindest einmal im Jahr schaffen es vier Freundinnen, sich zu treffen. Sie kennen sich schon ihr halbes Leben lang, sind ungefähr gleich alt und haben alle schon Höhen und Tiefen des Lebens erlebt. Es dauert ein wenig, bis der Anschluss an das letzte Treffen gefunden ist. Und dann wird gequatscht, erzählt, gelacht, alle fühlen sich gut gelaunt und entspannt und wenn die letzte »Danke,-mir-geht's-prima«-Maske gefallen ist, dann ist es da, das Thema »Harninkontinenz«.

Jede der vier Frauen hat Erfahrungen mit Harninkontinenz. Jede ist auf irgendeine Weise davon betroffen, sei es durch Geburt/-en, nach Unterleibsoperationen oder durch die hormonellen Veränderungen in den Wechseljahren.

Kennen Sie solche Situationen auch von sich selbst und Ihren Freundinnen? Obwohl Sie sich schon so gut und lange kennen und vieles miteinander teilen, ist die Hemmschwelle bei dem Thema »Harninkontinenz« einfach extrem hoch. Die Erleichterung, dass es anderen ähnlich geht, sie mit vergleichbaren Schwierigkeiten kämpfen und auch schon viele peinliche Situationen erlebt haben, ist umso größer.

» Darüber zu reden, sich auszutauschen, nimmt den Druck raus und wirkt so entlastend. Und es hilft eben auch dabei, sich kompetente Hilfe zu holen. Vielleicht erhalten Sie auf diese Weise wertvolle Tipps, an wen Sie sich in Ihrem Umkreis vertrauensvoll wenden können. Oder Sie gehen das Thema zusammen an, indem Sie z. B. einen gemeinsamen Termin in einem Beckenbodenzentrum vereinbaren. «

In den Generationen unserer Mütter und Großmütter war das noch ganz anders. Da war und blieb Harninkontinenz ein Tabu. Und wenn sich eine Frau einmal traute, das Thema bei ihrem Frauenarzt anzusprechen, hieß es, dass dies nun mal der Preis für das Kinderkriegen und ganz normal sei.

Das ist zum Glück heute nicht mehr so. Blaseninkontinenz ist nichts, was wir heute einfach so hinnehmen müssten. Wir können viel dagegen tun und erhalten auf vielfältige Weise kompetente Unterstützung dabei. Zuallererst möchte ich die Beckenbodenzentren nennen, in denen interdisziplinär im Team mit Urolog*innen, Frauenärzt*innen und Neurolog*innen nach den individuellen Ursachen für eine Harninkontinenz geschaut wird. Dazu stehen besondere Untersuchungsmethoden und auch spezielle Therapien zur Verfügung. Solche Beckenbodenzentren finden sich in größeren Städten. Eine weitere sinnvolle Anlaufstelle können Urotherapeut*innen (Seite 44) sein, von denen es aber noch nicht besonders viele in Deutschland gibt. Sie können sich aber natürlich auch an Urolog*innen oder Frauenärzt*innen wenden.

Aber auch im gesellschaftlichen Kontext und den Medien wird die Problematik der Harninkontinenz zunehmend wahrgenommen und aufgegriffen. In allen Fitnessbereichen ist mittlerweile bekannt, welche Rolle ein intakter Beckenboden spielt. Und es gibt ein großes Angebot an Übungen zur Beckenbodenstärkung. Dies können spezielle Kurse in Fitnessstudios, Kurse an Volkshochschulen, Kieser-Training oder EMS-Training sein. Es gibt auch spezielle Biofeedbackgeräte (Seite 101), um den Beckenboden daheim zu trainieren.

Für Inkontinenzeinlagen und entsprechende Unterwäsche, die es ja schon lange – wenn vielleicht auch nur in begrenzter Auswahl – gibt, wird seit einigen Jahren z. B. in Fernsehspots geworben. Es ist noch gar nicht so lange her, dass Hygieneartikel aller Art offenbar einem Tabu unterlagen. Auch im Internet finden sich mittlerweile alle erdenklichen Produktangebote.

Was ist Harninkontinenz?

Dennoch ist das allgemeine Wissen zur Harninkontinenz begrenzt. Aber das ändern wir ja jetzt. Gemäß internationaler Kontinenz-Gesellschaft bezeichnet der Begriff »Harninkontinenz« das unkontrollierte Ausscheiden von Urin. Gemäß dieser Definition ist damit jeglicher unwillkürlicher Harnverlust gemeint. Unter Kontinenz wiederum versteht die Expertengruppe die Fähigkeit, willkürlich und zur passenden Zeit an einem geeigneten Ort die Blase zu entleeren.

Es gibt verschiedene Formen der Harninkontinenz, von denen wir uns in diesem Buch die häufigsten genauer anschauen wollen. Das sind

- die Belastungsinkontinenz,
- die Dranginkontinenz (Seite 25) und
- die Mischform aus beiden (Seite 27) sowie
- das Beschwerdebild der Reizblase (Seite 29).

Weitere Formen, die der ärztlichen Behandlung bedürfen, werden der Vollständigkeit halber kurz vorgestellt.

Belastungsinkontinenz (Stressinkontinenz)

Belastungsinkontinenz bedeutet, dass der Beckenboden bei einer erhöhten Belastung nicht in der Lage ist, diesem Druck standzuhalten. Das Hauptsymptom bei einer Belastungsinkontinenz ist der unwillkürliche Abgang von Urin. Belastungsinkontinenz ist die häufigste Inkontinenzform bei Frauen.

Ist die Beckenbodenmuskulatur zu schwach, senkt sich die Blase und kann auch die Gebärmutter mit in eine tiefere Position ziehen. Diese Beckenbodenschwäche kann einerseits eine Folge der starken Beanspruchung durch Schwangerschaft und Geburt sein und anderseits auf einer Bindegewebsschwäche beruhen. Da wir ja nun wissen, dass der Beckenboden den wichtigsten und vor allem auch willentlich beeinflussbaren Verschlussmechanismus der Blase darstellt, ist leicht nachvollziehbar, warum Urin abgehen kann, wenn dieser Verschluss zu schwach ist und durch Husten, Niesen oder Lachen der Druck im Bauchraum abrupt ansteigt. Dies wird als Belastungsinkontinenz ersten Grades bezeichnet. Wenn bereits bei langsamem Druckanstieg im Bauchraum, wie es beim Treppensteigen oder Laufen der Fall ist, Urin abgehen kann, spricht man von Belastungsinkontinenz zweiten Grades. Der dritte Grad bedeutet dann, dass bereits im Liegen Urin abgeht.

Die Bezeichnung »Stressinkontinenz« kann etwas verwirren, weil nicht gemeint ist, dass Urin abgeht, wenn wir gestresst sind, sondern »Stress« meint hier die körperliche Belastung des defekten Blasenverschlusses, die wie beschrieben zu Urinverlust führt.

Was kann man bei Belastungsinkontinenz tun?

Richtig, den zu schwachen Beckenboden stärken! Und das funktioniert ganz wunderbar durch gezieltes Beckenbodentraining (Seite 92). Bei ausgeprägten Formen der Belastungsinkontinenz sind auch chirurgische Eingriffe denkbar. Aber die erste Maßnahme sollte immer ein gezieltes Training über mehrere Monate sein!

Tritt die Belastungsinkontinenz erst in den Wechseljahren (Seite 132) auf, kann ein Östrogenmangel ursächlich beteiligt sein. Eine östrogenhaltige Salbe kann dann zur Verbesserung der Gewebebeschaffenheit von Scheide, Harnröhrenausgang und Harnröhrenverschluss sinnvoll sein; diese beugt zugleich auch Harnwegsinfektionen vor.

Dranginkontinenz (Urge-Inkontinenz)

Die zweite Harninkontinenzform, von der viele Frauen betroffen sind, ist die Dranginkontinenz. Diese Form kann besonders belastend sein, weil sie so unberechenbar ist, einen massiven Kontrollverlust bedeutet und sich auf den kompletten Alltag auswirken kann. Hierbei macht sich die Blase ein Stück weit selbstständig und scheint unseren willentlichen Kommandos nicht mehr zu gehorchen. Eine typische Situation ist: Sie kommen nach Hause und müssen dringend auf die Toilette. Sie suchen hastig nach dem Haustürschlüssel in der Handtasche und sehnen gedanklich das rettende WC herbei. Aber die Blase wartet nicht, bis Sie wirklich die Toilette erreicht haben, sondern Sie merken, dass Sie schon Wasserlassen, obwohl Sie noch nicht auf dem Klo sitzen. Es ist bereits mehr oder weniger Urin schon vorab in Ihre Kleidung gelaufen. Das ist nicht nur ein unangenehmes Gefühl, sondern fühlt sich auch furchtbar peinlich an: Sich als erwachsene Frau einzunässen! Wenn Sie zu Hause sind, können Sie sich ja zumindest schnell umziehen. Aber es kann eben überall unterwegs auch passieren, dass Ihre Drangblase einfach die Pforten öffnet, ohne dass Sie sich am richtigen Ort befinden, wie es so schön in der Kontinenz-Definition heißt.

» *Das Merkmal einer Dranginkontinenz ist also das plötzliche Verspüren eines starken Harndrangs, der so kurzfristig und intensiv auftritt, dass der Gang zur Toilette nicht mehr möglich ist oder extrem überhastet erfolgen muss.* «

Dieser starke Harndrang mit unwillkürlichem Harnabgang kann, vereinfacht ausgedrückt, zwei unterschiedliche Ursachen haben.

Bei der sensorischen Dranginkontinenz handelt es sich um eine Wahrnehmungsstörung der Blasenfüllung. Das heißt, wir haben das Gefühl, dringend auf Toilette zu müssen, obwohl die Blase noch gar nicht übermäßig gefüllt ist. Wir haben also ein vorzeitiges Füllungsgefühl. Wir erinnern uns (Seite 18), dass in der Blasenfüllungsphase die sympathische Innervation normalerweise dafür sorgt, dass der innere Blasenschließmuskel fest verschlossen bleibt. Bei der sensorischen Dranginkontinenz funktioniert dieses Zusammenspiel nicht mehr richtig und der Schließmuskel öffnet sich zu Unzeiten.

Bei der motorischen Dranginkontinenz sind die Nervenimpulse zur Blasenmuskulatur enthemmt und es entstehen vorzeitige, unwillkürliche Kontraktionen, obwohl die Blase noch keine ausreichenden Füllungszustand aufweist und sich daher eigentlich noch gar nicht entleeren soll. Die Muskulatur zum Entleeren der Blase (Detrusor) zieht sich zusammen, sodass trotz einer funktionstüchtigen Schließmuskulatur der Urin nicht gehalten wird.

Wann entsteht eine Dranginkontinenz?

Begünstigende Faktoren für die Entstehung einer Dranginkontinenz sind chronische Blasenentzündungen, die Zuckerkrankheit (Diabetes mellitus), Übergewicht und ein Östrogenmangel, wie er in den Wechseljahren (Seite 132) vorhanden sein kann. Auch neurologische Erkrankungen wie Multiple Sklerose oder Parkinson gehen häufig mit dem Auftreten einer Dranginkontinenz einher.

Die Behandlung richtet sich nach der Ursache

Ein sogenanntes Blasentraining mit Miktionskontrolle (Seite 38) ist fester Bestandteil der Behandlung. Bei diesem Blasentraining wird eingeübt, das Intervall zwischen zwei vollständigen Blasenentleerungen schrittweise zu erhöhen. Sie gehen dann nur noch zu bestimmten Zeiten auf die Toilette. Das funktioniert erstaunlich gut und Sie werden feststellen, dass Sie Ihre Blase trainieren können, sich erst bei stärkerer Füllung mit einem Harndrang zu melden. Dieses Blasentraining kann bei nicht sehr ausgeprägter Inkontinenz bereits ausreichen, um Ihre Beschwerden zu beseitigen.

Ist ein Östrogenmangel ursächlich beteiligt, kann genau wie bei der Belastungsinkontinenz eine östrogenhaltige Salbe verschrieben werden, die auch noch einmal erheblich zur Verbesserung der Problematik beitragen kann.

Falls die beiden genannten Therapiemaßnahmen nicht ausreichen, stehen auch verschiedene Medikamente zur Verfügung, die Ihnen Ihre Ärztin bzw. Ihr Arzt gegebenenfalls empfiehlt: Es handelt sich um sogenannte Anticholinergika, die den Blasenmuskel (Detrusor) entspannen.

Denn es ist die Kontraktion dieses Muskels, die zum Harndrang führt. Je entspannter der Detrusor ist, desto mehr passt in die Blase hinein. Anticholinergika (Seite 40) sorgen also dafür, dass sich das Fassungsvermögen Ihrer Blase wieder erhöht und die Zeitabstände zwischen den Toilettengängen vergrößert werden können.

Auch komplementärmedizinische Unterstützung ist bei Dranginkontinenz möglich. Da wären beispielsweise Akupunktur (Seite 88) und Homöopathie (Seite 88) zu nennen, die ebenfalls dabei helfen können, die Blase zu beruhigen. Es ist in einzelnen Fällen möglich, auch mit so einer komplementärmedizinischen Maßnahme eine Verbesserung der Dranginkontinenz zu erreichen. Die Verläufe sind aber individuell unterschiedlich, weshalb keine generelle Empfehlung für oder gegen eine bestimmte Therapieform gegeben werden kann.

Mischformen

Bei vielen Frauen besteht nicht nur eine Dranginkontinenz oder eine Belastungsinkontinenz, sondern beide Inkontinenzformen gemeinsam. Das bedeutet, dass bei körperlicher Belastung und auch bei plötzlichem Harndrang ein unkontrollierter Harnverlust auftreten kann. Es ist klar, dass so eine gemischte Inkontinenz eine starke Beeinträchtigung darstellen kann. Denn die undichte Blase diktiert den Tagesablauf und ohne eine Toilette in der Nähe ist nichts mehr möglich.

Bei der Behandlung ist ein umfassender Therapieansatz nötig, der beide Problemfelder, also die Dranginkontinenz und die Belastungsinkontinenz, behandelt.

Behandlungsmöglichkeiten:
- Blasentraining (Seite 101)
- Beckenbodentraining (Seite 92)
- Verhaltensänderungen
- medikamentöse Therapie (Seite 40)
- Veränderungen des Lebensstils (Seite 42)
- Biofeedbacktraining (Seite 101)

Weitere Inkontinenzformen

Die weiteren Inkontinenzformen kommen eher selten vor und bedürfen auch auf jeden Fall der ärztlichen Behandlung.

Reflexinkontinenz

Durch Schädigungen des Nervensystems bzw. der Hemmungsbahnen am Rückenmark kann eine Reflexinkontinenz entstehen. Viele Betroffene haben kein Gefühl für den Füllstand ihrer Harnblase und können eine Entleerung nicht direkt einleiten. Die Kommunikation zwischen Blase und Gehirn, mit den beiden wichtigen Blasenzentren, ist gestört oder unterbrochen. Die Behandlung dieser Inkontinenzform erfolgt überwiegend durch Medikamente und insbesondere auch mit

Übersicht der Erkrankungen mit Auswirkungen auf die Blase bei der Frau

Erkrankung	Symptome	Häufigkeit
Schlaganfall	gesteigerter Harndrang/ Dranginkontinenz	50 %
Morbus Parkinson	gesteigerter Harndrang/ Dranginkontinenz/ Belastungsinkontinenz Restharn	50 %
Multiple Sklerose	gesteigerter Harndrang/ Dranginkontinenz	90 %
Bandscheibenvorfall	Reizblase Blasenschwäche/Inkontinenz	keine Angaben
Diabetes mellitus	gesteigerter Harndrang/ Dranginkontinenz Restharn	70 %

Selbstkatheterismus oder die Anlage eines Dauerkatheters.

Extraurethrale Inkontinenz

Hier liegt keine Schädigung des Blasen- oder Harnleiterapparats oder des Nervensystems vor. Vielmehr handelt es sich um eine organische Fehlbildung. Möglich sind beispielsweise Fisteln (Verbindungsgänge) zwischen Blase und Vagina oder Blase und Mastdarm, durch die der Urin austreten kann. Die Fehlmündungen können angeboren sein, andere Ursachen sind eine schwache Beckenbodenmuskulatur oder eine Verletzung dieser Körperregion. Diese Inkontinenzform kann leicht durch einen operativen Eingriff behoben werden.

Erkrankungen, die sich auf die Blase auswirken

Verschiedene Erkrankungen, die beispielsweise auch unser Nervensystem beeinträchtigen, haben Auswirkung auf das sensible System unserer Blase. Daher ist es wichtig, sollten Sie unter einer dieser Grunderkrankungen leiden, frühzeitig die Blase mit im Blick zu haben, um Folgeschäden zu vermeiden.

Reizblase

Stehen Sie oft unter Strom, empfinden das Leben gerade als stressig und haben Sie das Gefühl, dass Sie ständig auf die Toilette müssen?

Wenn wir unter einer Reizblase leiden, dann ist das Gefühl, gerade war ich doch erst, tatsächlich die Wirklichkeit: Und diese Situation beginnt, sich zu verselbstständigen und füllt den Alltag. Die Blase meldet sich viel öfter als früher bei uns, obwohl wir unser Trinkverhalten nicht geändert haben. Das heißt, sie meldet sich bereits mit Harndrang, obwohl sie noch weit davon entfernt ist, voll zu sein. Wenn wir dann eine Toilette aufsuchen, kommen meist auch nur relative kleine Mengen an Urin. Man nennt das Pollakisurie. Und Sie wundern sich vielleicht, warum Sie einen so starken Harndrang hatten, obwohl doch nur so wenig drin war. Für eine Weile haben Sie dann Ruhe. Aber Ihre Reizblase wird sich sicher schon bald wieder bemerkbar machen und Sie müssen erneut auf die Toilette. Wenn Sie zu Hause sind, wo jederzeit eine Toilette erreichbar ist, mag die Reizblase nervig sein, stellt aber kein echtes Problem dar. Und man gewöhnt sich ja an vieles. Auf der Arbeitsstelle ist sicher auch immer eine Toilette in erreichbarer Nähe, aber je nach Tätigkeit, kann es unpassend bis unmöglich sein, dem häufig einsetzenden Harndrang Ihrer Reizblase Folge zu leisten.

Unangenehm kann es auch sein, wenn Sie außerhalb unterwegs sind: beim Einkaufen im Supermarkt, beim Bummeln in der Stadt, bei Ausflügen, auf Reisen, bei Outdoor-Aktivitäten, bei Außeneinsätzen im Rahmen der Arbeit – es gibt sehr viele Situationen, in denen eben nicht jederzeit eine Toilette um die Ecke ist. Zudem sind öffentliche Toiletten oft nicht in einem besonders einladenden Zustand. Vermutlich kennen Sie solche Situationen.

» *Die Reizblase bestimmt daher zunehmend Ihren Alltag, denn alles muss so geplant und getaktet werden, dass Sie rechtzeitig ein WC erreichen.* «

Leider lässt uns die Reizblase auch nachts nicht in Ruhe. Es ist wenig erholsam, wenn man nachts mehrfach aufstehen muss, weil die Reizblase einen terrorisiert. Beim Weckerklingeln am nächsten Morgen muss man sofort aufstehen, weil ja die Reizblase auf Toilette muss. Aber ausgeschlafen ist man dann natürlich nicht. Das rächt sich am Tage mit all den Auswirkungen, die auch andere Schlafstörungen haben, wie Müdigkeit, Unkonzentriertheit, schlechte Laune.

So eine Reizblase kann einem also ganz schön das Leben vermiesen. Zu dem Stress, den man ohnehin schon hat, kommt noch der Stress, den einem die Reizblase macht. Eine vertrackte Lage.

Mitunter kann es zu unfreiwilligen Harnabgängen kommen und es ist das Tragen von Slipeinlagen oder Windeln notwendig. Vielleicht trinken Sie auch weniger, in der Hoffnung, dann nicht ganz so oft auf die Toilette zu müssen. Oder Sie passen Ihre Kleidung an, damit man nicht sieht, dass Sie ohne Ihre Kontinenzeinlage nicht aus dem Haus gehen.

Was ist über die Ursachen bekannt?

Bei einer überaktiven Blase, auch Reizblase genannt, sind die Gründe, warum es zu dem häufigen Harndrang kommt, noch nicht vollständig erforscht. Die möglichen Ursachen für eine Reizblase können sehr vielfältig sein und reichen von Infektionen über neurologische Probleme bis hin zu bestimmten Lebensgewohnheiten. Tatsache ist, dass es sich bei einer Reizblase um eine Blasenfunktionsstörung handelt.

Diese kann in jeder Lebensphase einer Frau vorkommen; meistens macht sich die Reizblase bemerkbar, wenn es zu hormonellen Störungen kommt oder bei hoher seelischer Belastung. Auch starke Reize durch Kälte oder Nässe können eine Ursache darstellen oder es liegt eine Koordinationsstörung des Beckenbodens vor. Es ist aber auch möglich, dass Medikamente, die aufgrund einer anderen Erkrankung eingenommen werden, als Nebenwirkung zu einer überaktiven Blase führen. Es gibt also viele mögliche Gründe und natürlich können auch mehrere Ursachen gleichzeitig vorliegen.

Anhaltender Stress/seelische Belastungen: Die Blase wird durch das autonome Nervensystem gesteuert. Stehen Sie unter anhaltendem Stress, aufgrund Ihrer beruflichen oder privaten Situation, und kommen Entspannung und Erholung bei Ihnen zu kurz, kann dies dazu führen, dass Ihr Stressnerv zu aktiv ist und Ihr Ruhenerv kaum noch zum Zuge kommt. Auch seelische Belastungen, die nicht verkraftet bzw. verarbeitet werden können, wirken ähnlich. Diese vegetative Dysbalance hat viele negative Auswirkungen und kann eben auch die Blase betreffen. Darum sind ausreichende Bewegung zum Stressabbau und Entspannungseinheiten, um zur Ruhe zu finden, wichtige Bausteine bei der Behandlung einer Reizblase. Sind emotionale oder seelische Krisen mit für die Reizblase verantwortlich, kann psychologische bzw. psychotherapeutische Begleitung sinnvoll sein. Wenn eine angespannte Lebenslage auslösend für Ihre Reizblase war, z. B. eine Prüfungssituation, kann sich die Symptomatik auch von selbst lösen, wenn diese Phase vorbei ist.

Blasenentzündung: Eine Entzündung der Blasenwand und/oder der gesamten Blase, eine sogenannte Zystitis, kann durch Bakterien verursacht werden und zu Schmerzen, Brennen beim Urinieren sowie zu einem verstärkten Harndrang führen.

Ungünstige Ernährungsgewohnheiten: Ein übermäßiger Konsum von koffeinhalteigen Getränken, Getränken mit viel Kohlensäure, Alkohol und Lebensmitteln mit scharfen Gewürzen reizen die Blase und können zu einem vermehrten Harndrang beitragen.

Neurologische Probleme: Dazu zählen Nervenschäden, die dazu führen, dass die normale Kommunikation zwischen Blase und Gehirn gestört wird. Dadurch kommt es zu unkontrollierten Blasenkontraktionen, die zu einem häufigeren Harndrang führen. Dies kann eine Folgeerscheinung von neurologischen Erkrankungen wie Multiple Sklerose und Morbus Parkinson sein, aber auch infolge eines Diabetes auftreten, der vor allem nicht oder unzureichend behandelt zu negativen Einflüssen auf das Nervensystem führt.

Bestimmte Medikamente: Einige Medikamente, wie Diuretika (entwässernde Medikamente) oder auch einige Antidepressiva (Medikamente gegen Depressionen) haben mitunter einen Einfluss auf die Blasenfunktion.

Eine Reizblasenproblematik kann also durch viele verschiedene Faktoren auftreten. Wichtig ist, alles individuell zu betrachten und mit Ihrem Arzt oder Ihrer Ärztin zu besprechen, damit die genaue Ursache, warum und weshalb es dazu gekommen ist, herausgefunden wird und Sie gemeinsam eine angemessene Behandlung planen können.

Die Blasenschleimhaut ist sehr empfindlich

Die natürlichen Schutzmechanismen der Blasenschleimhaut können auf verschiedenste Weise beeinträchtigt werden und es kann zu einer Reizung der Blasenschleimhaut kommen. Die Blasenschleimhaut kann auf verschiedene Einflussfaktoren empfindlich bzw. gereizt reagieren. Welche das sind, will ich hier zunächst in der Übersicht aufführen.

Bakterielle Infektionen: Das Eindringen von Bakterien kann zu Entzündungen der Blasenschleimhaut führen und die Ausgewogenheit zerstören. Die eigentlich bestehenden natürlichen Schutzmechanismen der Blasenschleimhaut haben dann keine Chance mehr, ausreichend zu reagieren.

Chemikalien: Die Verwendung von ungeeigneten Reinigungsmitteln im Intimbereich kann zu einer Reizung führen. Denn oft sind Duftstoffe, Farbstoffe und andere Chemikalien enthalten, die eine irritierende Wirkung auf die empfindliche Haut im Genitalbereich haben. Dies kann sich negativ bis zur Blasenschleimhaut auswirken.

Bestimmte Medikamente: Einige Medikamente, wie bestimmte Antibiotika oder Chemotherapeutika, können die Blasenschleimhaut empfindlicher machen. Grund hierfür ist eine mögliche Veränderung des Harnsäuregehalts des Urins. Bei Antibiotika kann noch zusätzlich hinzukommen, dass das Gleichgewicht der natürlichen Bakterienflora gestört und damit die gesamte Blasenfunktion beeinträchtigt wird.

Strahlentherapie: Bei Bestrahlungen im Beckenbereich aufgrund einer Krebserkrankung kann die Blasenschleimhaut geschädigt werden.

Allergene: Reaktionen auf bestimmte Nahrungsmittel oder Getränke können zu allergischen Reizungen der Blasenschleimhaut führen.

Dehydration: Nicht ausreichende Flüssigkeitszufuhr kann den Urin konzentrieren und die Schleimhaut irritieren. Darum lautet die Botschaft bei allen Blasenproblemen, sei es nun eine Reizblase, eine Inkontinenz oder eine Blasenentzündung: reichlich trinken!

Harnsteine: Ablagerungen in der Blase, wie beispielsweise Harnsteine, haben einen reizenden Einfluss auf die Schleimhaut und führen dabei eventuell zu Entzündungen.

Nahrungsmittel: Bestimmte Nahrungsmittel wie scharfe Gewürze, die letztlich mit dem Urin wieder ausgeschieden werden, können die Blasenschleimhaut reizen.

Genussmittel: Dazu zählen Nikotin und Alkohol.

Hormonmangel: Ein Hormonmangel, insbesondere Östrogenmangel, kann die Blasenschleimhaut beeinflussen und führt zu einer dünneren und trockenen Blasenschleimhaut, die dadurch gereizter und anfälliger für Infekte wird.

Druck durch benachbarte Organe: Ein weiterer wichtiger Grund ist die Nähe der Harnblase zu anderen Organen im Beckenbereich, wie der Gebärmutter und dem Darm. Üben diese Organe Druck auf die Blase aus, kann es dadurch zu Reizungen kommen, was die Empfindlichkeit der Blasenschleimhaut zusätzlich erhöht.

Wie wird eine Reizblase diagnostiziert?

Ganz vielfällig und individuell stellen sich die Ursachen dar und es lohnt sich, einen genaueren Blick darauf zu werfen. Um die Diagnose »Reizblase« oder »überaktive Blase« mit oder ohne Dranginkontinenz zu stellen, ist ein Besuch bei Ihrer Frauenärztin bzw. Ihrem Frauenarzt oder einer urologischen Praxis notwendig.

Wie läuft die Untersuchung ab?

Anamnese und körperliche Untersuchung: Zunächst geht es im ärztlichen Gespräch um Ihre Symptome, wobei Sie schildern, welche Beschwerden Sie haben, seit wann diese bestehen und wann sie auftreten. Leiden Sie gerade unter besonderen Belastungen oder durchleben eine schwierige Zeit? Wichtig im Rahmen der Anamnese sind auch andere eventuell bestehende Erkrankungen und die Einnahme von Medikamenten. Daran schließt sich eine körperliche Untersuchung an.

Urinuntersuchung: Dann werden Sie gebeten, eine Urinprobe abzugeben. Diese wird auf Anzeichen von Infektionen, Blut oder anderen Normabweichungen untersucht.

Miktionstagebuch: Wenn Sie vorab bereits ein Tagebuch geführt haben, in dem Sie Ihre Flüssigkeitsaufnahme, die Toilettenbesuche und Symptome im Rahmen der Reizblase notieren, ist dies eine hilfreiche Zusatzinformation für das ärztliche Gespräch. So ein Miktionstagebuch (Kopiervorlage Seite 72) kann helfen, Muster zu erkennen, und den Diagnoseprozess unterstützen.

Urodynamische Tests: Bei einer Urodynamik-Untersuchung wird der Druck in der Blase während des Füllens und Entleerens gemessen, um die Blasenfunktion zu bewerten und Probleme wie Überaktivität oder Schwäche der Blasenmuskulatur oder andere Abweichungen aufzudecken.

Zystoskopie: Bei Bedarf kann eine Zystoskopie (Blasenspiegelung) durchgeführt werden.

Weiterführende Diagnoseverfahren

Uroflowmetrie: Diese Testmethode misst die Geschwindigkeit und den Volumenfluss des Urins während des Urinierens und hilft dabei, Probleme wie eine eingeschränkte Blasenentleerung zu identifizieren.

Postvoid-Residualmessung: Hierbei wird überprüft, ob nach dem Urinieren Restharn in der Blase verbleibt, da ein erhöhter Restharn ein Hinweis auf Blasenentleerungsprobleme sein kann.

Elektromyografie (EMG): Durch die Messung der elektrischen Aktivität der Blasenmuskulatur kann diese Untersuchungsmethode helfen, Funktionsstörungen in diesem Bereich zu erkennen.

Die Auswahl der Diagnoseverfahren hängt von vielen individuellen Faktoren und vom klinischen Bild Ihrer Erkrankung ab. Daher ist es wichtig, alle Symptome offen zu besprechen. Nur so kann eine präzise Diagnose gestellt und die richtige Behandlung eingeleitet werden.

Es kann erforderlich sein, dass Sie für eine genauere Diagnostik zu einer Spezialpraxis im Fachgebiet der Urologie oder Neurourologie überwiesen werden, da nicht überall standardmäßig die erforderlichen Untersuchungsmethoden angeboten werden. Im Anhang finden Sie diesbezüglich Adressen wie z. B. von der Deutschen Kontinenz-Gesellschaft.

Was tun bei einer Reizblase?

Zuallererst ist es sinnvoll, sich Gedanken zu machen, was gerade los ist in Ihrem Leben. Fragen Sie sich: Wo stehe ich gerade? Welche Veränderungen haben sich akut in meinem Leben eingestellt? Wo kann ich selbst ansetzen, Dinge, die mich belasten, zu verändern? Schaffe ich das allein oder brauche ich professionelle Hilfe? Nehmen Sie sich Zeit für diese Gedankengänge und notieren Sie sich alles.

Miktionstagebuch führen

Ein Trink-/Miktionsprotokoll über mindestens 3 Tage (Tag und Nacht) zu führen, ist für Sie selbst und auch die medizinische Abklärung sehr hilfreich (Kopiervorlage Miktionstagebuch, Seite 72). So ein Protokoll ist ein wichtiges Werkzeug, um sich einen Überblick zu verschaffen, wie viel oder auch wenig Sie täglich an Flüssigkeit zu sich nehmen, wie häufig und wann (auch nachts?) Sie die Toilette aufsuchen und wie groß die jeweiligen Urinmengen sind. Dafür stellen Sie sich einfach einen Messbecher neben das WC und fangen den Urin zum Abmessen darin auf.

Im Folgenden gebe ich Ihnen einen Überblick, welche Maßnahmen und Verhaltensregeln helfen können, die Symptome einer Reizblase zu lindern.

Ausreichend und richtig trinken

Achten Sie darauf, ausreichend Flüssigkeit zu trinken. Empfohlen werden 2,5–3 Liter pro Tag. Nehmen Sie jedoch keine großen Trinkmengen auf einmal zu sich. Besser sind mehrere kleinere Trink-

Selbsttest: Habe ich eine Reizblase?

Welche Beschwerden haben Sie?		**Bitte ankreuzen**
Häufiger Harndrang	Sie bemerken, dass Sie viel häufiger als sonst zur Toilette müssen, obwohl Sie nicht mehr trinken als früher.	◯
Dringender Harndrang	Wenn Sie auf Toilette müssen, zeigt sich dies als ein starkes, plötzliches Bedürfnis zu urinieren, das schwer zu kontrollieren ist.	◯
Schmerzen oder Brennen beim Wasserlassen	Unangenehme Empfindungen während des Urinierens können auf eine Reizblase hinweisen.	◯
Geringe Urinmengen	Trotz intensiven Harndrangs können Sie nur kleine Mengen Urin ausscheiden.	◯
Nächtlicher Harndrang	Häufiges Aufwachen in der Nacht, um zur Toilette zu gehen, könnte auf eine Reizblase, in Form einer Überaktivität, hinweisen.	◯
Urgewaltiges Wasserlassen	Ein plötzlicher starker Harnstrahl, der schwer zu kontrollieren ist, könnte auf eine Überaktivität der Blasenmuskulatur hinweisen.	◯
Harninkontinenz	Bei Ihnen tritt unwillkürlicher Harnverlust auf, besonders wenn Sie es nicht rechtzeitig zur Toilette schaffen, aber auch beim Niesen, Lachen oder bei plötzlichem Harndrang.	◯

Wenn Sie mehrere Punkte angekreuzt haben, könnte bei Ihnen eine Reizblase vorliegen. Wichtig zu beachten ist allerdings auch, dass diese Symptome auch auf andere Gesundheitsprobleme hinweisen können.

einheiten, z. B. 200–250 ml (entspricht 1 Glas oder 1 Becher), die Sie über den Tag verteilt genießen.

Vermeiden Sie koffeinhaltige Getränke und Alkohol, da diese die Blase stimulieren könnten. Wobei nichts gegen eine Tasse Kaffee morgens oder nachmittags spricht, um wach zu werden oder auch um den Darm anzuregen. Das Gleiche gilt für ein Glas Wein, das den gemütlichen Feierabend einläutet und der Entspannung dient. Ebenso anregend für die Blase können sehr säurehaltige Fruchtsäfte sein.

Sollten Sie das Trinken eher vergessen, da Sie kein Durstgefühl haben, dann helfen Sie sich mit kleinen netten Hinweisen, verteilt an den Plätzen zu Hause oder auch auf der Arbeit, wo Sie sich häufig aufhalten: mit optischen Zeichen (Post-it, Postkarte, Foto) oder einer entsprechenden App. Oder Sie stellen sich Glas und Wasserkaraffe auf Ihren Schreibtisch oder eine Thermoskanne mit Tee gemeinsam mit einer besonders schönen Tasse an Ihren Arbeitsplatz. Ein schöner Becher oder ein hübsches Glas unterstützen Sie dabei, immer wieder etwas zu trinken. Vielleicht haben Sie sogar Lust, Ihr Trinkgeschirr selbst herzustellen oder zu gestalten. Möglich wäre ein Besuch bei einem Töpferkurs oder bei einem Laden, der eine eigene Gestaltung von Geschirr anbietet. Oder Sie bekleben oder bemalen ein Glas so, dass es Ihnen Freude macht. Ein hochwertiges Trinkgefäß zu kaufen, ist natürlich auch möglich. Es geht darum, das tägliche Trinken zu einem positiven Erlebnis zu machen. Schauen Sie einfach, was Ihnen Freude macht.

Weitere Maßnahmen bei einer Reizblase

Blasentraining: Versuchen Sie, das Intervall zwischen den Toilettengängen schrittweise zu verlängern, um die Blase zu trainieren und eine Überaktivität zu reduzieren. Nutzen Sie ein Miktionstagebuch (Seite 34), um selbst Muster zu erkennen und Ihr Blasentraining anzupassen.

Entspannungstechniken: Stress kann die Reizblasensymptomatik verschärfen. Entspannungstechniken wie tiefes Atmen, Yogaübungen oder Meditationseinheiten sind daher sehr sinnvoll. Manchmal muss man ein bisschen ausprobieren, bis man das Verfahren gefunden hat, was einen wirklich entspannt und was als so angenehm empfunden wird, dass man es gern täglich durchführt. Es gibt viele Möglichkeiten, um zu entspannen und zu regenerieren. Falls Sie noch keine Methode kennen und praktizieren, könnte zunächst eine Anleitung oder ein Kurs hilfreich sein. Entsprechende Angebote gibt es genug. Auch Achtsamkeitstraining, progressive Muskelentspannung oder Autogenes Training sind beliebte Entspannungsverfahren.

Reizstoffe vermeiden: Identifizieren Sie potenzielle Auslöser wie bestimmte Nahrungsmittel oder Getränke und versuchen Sie, diese zu vermeiden. Gemeint sind Reizstoffe in scharf gewürzten Speisen, kohlensäurehaltige Getränke und Nikotin.

Beckenbodentraining: Erlernen Sie gezielte Übungen zur Stärkung der Beckenbodenmuskulatur (Seite 92). Beckenbodentraining oder gezielte Entspannungsübungen helfen, hierzu können Sie eine Praxis für Physiotherapie aufsuchen (im Anhang finden Sie Adressen) oder mit einem Biofeedbackgerät selbst Übungen durchführen.

Medikamentöse Therapie: In einigen Fällen können Medikamente verschrieben werden, um die Blasenmuskulatur zur entspannen oder die Blasenfunktion zu regulieren. Besprechen Sie mit Ihrer Ärztin bzw. Ihrem Arzt die Möglichkeit einer medikamentösen Therapie durch spezielle Medikamente wie Anticholinergika oder Beta-3-Adrenozeptor-Agonisten (Seite 40).

Beckenbodentraining mit Biofeedback

Biofeedback bezeichnet das Sichtbar- und Hörbarmachen von Körpervorgängen und ihrer Beeinflussung, die unserer Sinneswahrnehmung sonst nicht zugänglich sind. Bei dieser therapeutischen Methode können durch einen Lernprozess sonst unbewusst ablaufende Körpervorgänge kontrolliert und gegebenenfalls verändert werden. Sogenannte Biosignale, wie z. B. die Muskelspannung, werden mit Elektroden und einer Messsonde gemessen und sichtbar auf einem Monitor wiedergegeben. Ziel ist eine verbesserte Körperwahrnehmung, um diese Fähigkeit im Sinne einer Selbstregulierung im Alltag aktiv zur Erhaltung oder Wiederherstellung von Abläufen zur Linderung der Beschwerden einzusetzen.

Für das Beckenbodentraining mit Biofeedback gibt es spezielle Geräte, die von verschiedenen Firmen angeboten werden. Sie sind über die Krankenkasse nach ärztlicher Indikation zu beziehen. Biofeedbackgeräte zum Trainieren des Beckenbodens werden wie ein Tampon in die Scheide eingeführt. Einige messen nur die Muskelanspannung während der Übungen, andere fördern auch die reflektorische Kontraktion z. B. durch Vibrationen. Verbunden mit einer entsprechenden App, die die Trainingslevel, -ziele und -erfolge auf dem Smartphone visualisiert, kann die tägliche Trainingseinheit für den Beckenboden sogar richtig Spaß machen.

Physiotherapie: Spezialisierte Physiotherapie kann bei der Verbesserung der Beckenbodenmuskulatur und der Blasenkontrolle hilfreich sein. Wichtig hierbei ist, wie auch beim klassischen Beckenbodentraining, einen sprichwörtlich langen Atem und Geduld zu haben. Eine Verbesserung wird sich erst mit der Zeit und nur bei regelmäßigem Training zeigen. Die Beckenbodenmuskulatur verhält sich nicht anders als die Muskulatur in den Beinen: Wird diese regelmäßig durch Laufen, Radfahren oder anderes Fitnesstraining gefordert, tragen unsere Beine uns mühelos durch Leben. Genauso kann der Beckenboden nur seine Pflichten, wie die Blase sicher zu verschließen, erfüllen, wenn wir ihn durch regelmäßige Beckenbodenübungen stärken.

Hormonersatztherapie: Besteht bei Ihnen ein Östrogenmangel, z. B. weil Sie in den Wechseljahren sind bzw. diese schon hinter Ihnen liegen, könnte eine Hormonersatztherapie erwogen werden, um den Blasenverschluss zu stärken. Dies ist allerdings eine sehr individuelle Entscheidung, die Sie nur zusammen mit Ihrer Frauenärztin bzw. Ihrem Frauenarzt besprechen können.

Blasentraining

Der Ausdruck »Blasentraining« ist vielleicht etwas missverständlich. Denn wie wir uns ja im Anatomiekapitel (Seite 15) erarbeitet haben, ist die Blasenmuskulatur leider nicht direkt willentlich zu beeinflussen. Die Muskelschichten der Blase lassen sich also nicht in dem Sinne trainieren, wie es beispielsweise mit der Beinmuskulatur möglich ist, indem Sie regelmäßig radeln, wandern oder joggen. Aber dennoch soll mit der Blase in dem Sinne trainiert werden, dass sie etwas lernt. Und nicht nur Ihre Blase, sondern auch Sie selbst dürfen etwas lernen, nämlich Ihr Leben so entspannt zu gestalten, dass Ihre Blase Ihnen nicht mehr dauernd auf der Nase herumtanzt. Wenn die Blase ihren Job in angemessener Weise erledigt, dann ist sie eher unauffällig. Sie meldet sich erst dann mit Harndrang, wenn sie wirklich gut gefüllt ist. Und wenn Sie auf der Toilette sitzen, entleert sie sich vollständig und ohne Murren. Das ist also das Ziel, diesem Zustand, den Sie aus früheren Jahren vermutlich kennen, möglichst nahe zu kommen. Wie stark Ihre Reizblase Sie beeinträchtigt und nervt, wissen nur Sie selbst. Je stärker der Leidensdruck, desto größer sind meist auch der Wille und die Motivation, etwas dagegen zu tun.

Wie so ein Blasentraining funktioniert

Das Blasentraining dient als Methode, um die Kontrolle über die Blasenfunktion zu verbessern und die Symptome einer Reizblase zu lindern. Hier sind nun die grundlegenden Schritte für ein erfolgreiches Blasentraining aufgeführt. Beginnen

Sie erst dann mit dem Blasentraining, wenn die Diagnose klar ist. Natürlich können Sie das Blasentraining in Eigenregie durchführen. Ich empfehle aber, sich eine professionelle Begleitung zu holen, weil Sie die Erfolgschancen damit erheblich steigern!

Sie erhalten fachlich kompetente Begleitung, mögliche Fehler oder Rückschläge werden erkannt und können korrigiert werden. Sie haben jemanden an Ihrer Seite, der bei der Aufrechterhaltung der Motivation hilft, sich mit Ihnen über Erfolge freut, realistische und damit erreichbare Ziele mit Ihnen erarbeitet und Sie dabei unterstützt, die nötige Geduld aufzubringen.

» *Das Vorhaben, Ihre Reizblase wieder in eine entspannte Blase zu verwandeln, gelingt mit professioneller Begleitung einfach leichter. Das Blasentraining ist nicht in wenigen Tagen erledigt, sondern braucht Wochen und Monate. Nur wenn Sie am Ball bleiben, haben Sie Erfolg!* «

Miktionstagebuch führen: Notieren Sie über mehrere Tage hinweg Ihre Trinkgewohnheiten (Getränk und Menge), Toilettenbesuche und die Intensität des Harndrangs in einem Miktionstagebuch (Seite 72). Nachdem Ihr Miktionsprotokoll ausgewertet wurde (in der urologischen oder urotherapeutischen Praxis), kann darauf aufbauend ein individueller Plan für Sie erstellt werden, wie Sie es schaffen, weniger häufig die Toilette aufzusuchen und dabei kontinent zu bleiben. Nehmen Sie sich Zeit dafür, zum Beispiel an einem verlängerten Wochenende. Geben Sie nicht gleich auf, sollte es für Sie umständlich sein. Diese Aufzeichnungen sind wichtig und hilfreich. Es ist vorerst vollkommen ausreichend die Aufzeichnung über 3 Tage und Nächte durchzuführen.

Toilettenzeitpläne festlegen: Basierend auf dem Miktionstagbuch erstellen Sie feste Toilettenzeiten. Legen Sie bestimmte Zeitenintervalle fest, unabhängig davon, ob Sie das Gefühl haben, zur Toilette zu müssen. Orientieren Sie sich am Ist-Zustand. Wenn Sie zurzeit ca. alle 2 Stunden auf die Toilette müssen, dann verwenden Sie diese Zeitabstände.

Verzögertes Urinieren üben: Wenn der Harndrang einsetzt, versuchen Sie, ihn zu kontrollieren. Beginnen Sie mit kleinen Verzögerungen und steigen Sie diese allmählich. Welche Strategien dabei helfen können, lesen Sie im zweiten Buchteil (Seite 103).

Progressive Intervallverlängerung: Erhöhen Sie die Zeit zwischen den Toilettenbesuchen in kleinen Schritten, wenn Sie sich dazu bereit fühlen. Auch bei dieser Methode ist viel Geduld notwendig.

Entspannungstechniken integrieren: Lernen Sie gezielte Entspannungstechniken, um mit starkem Harndrang umzugehen, dies kann die Kontrolle über die Blase verbessern (hierzu werden Ihnen noch passende Übungen vorgestellt).

Positive Verstärkung anwenden: Belohnen Sie sich selbst für Ihre Fortschritte, dies hilft, die Motivation aufrechtzuerhalten.

Beckenboden stärken: Beim Blasentraining kann physiotherapeutische Unterstützung, die gezielt auf den Beckenboden ausgerichtet ist, sehr helfen. Oder Sie machen bei einem Beckenbodenkurs mit. Alternativ verwenden Sie zunächst die im Buch beschriebenen Übungen (Seite 98).

Kontinuierliche Anpassung: Passen Sie das Training entsprechend Ihrer persönlichen Situation an und besprechen Sie regelmäßig Fortschritte und Herausforderungen mit Ihrer professionellen Begleitperson.

Ein strukturiertes und angeleitetes Blasentraining kann die Lebensqualität bei einer Reizblase erheblich verbessern. Im zweiten Buchteil erhalten Sie dazu noch weitere Anleitungen und Tipps (Seite 101). Versuchen Sie es! Bleiben Sie dran!

Medikamentöse Therapie

Möglicherweise ist bei Ihrer Reizblasenproblematik auch eine medikamentöse Therapie sinnvoll. Die medikamentöse Therapie bei einer Reizblase umfasst verschiedene Arzneimittel, die darauf abzielen, die Symptome zu lindern und die Blasenfunktion zu regulieren. Hier sind einige Medikamente und ihre Wirkungsweisen aufgeführt:

Anticholinergika

Diese Medikamente blockieren die Wirkung des Neurotransmitters (Nervenbotenstoffs) Acetylcholin und entspannen dadurch die Blasenmuskulatur. Wirkstoffe, die diesen Effekt haben, sind z. B. Darifenacin, Tolterodin, Oxybutynin, Trospiumchlorid oder Solifenacin. Mögliche Nebenwirkungen solcher Anticholinergika sind Mundtrockenheit, Pupillenerweiterung, erhöhter Augeninnendruck, beschleunigter Herzschlag, Verstopfung und erhöhte Restharnbildung und damit ein erhöhtes Risiko für Harnwegsinfekte. Zudem Sehstörungen, insbesondere bei erhöhter Lichtempfindlichkeit, und Verwirrtheit, insbesondere bei älteren Menschen. Bei Herzrhythmusstörungen oder einem erhöhten Risiko für Harnverhalt dürfen Anticholinergika nicht verwendet werden.

Beta-3-Adrenozeptor-Agonisten

Wirkstoffe wie Mirabegron wirken auch entspannend auf die Blasenmuskulatur und erhöhen dazu die Blasenkapazität, das heißt, die Blase kommt mit höheren Füllmengen besser zurecht. Dies geschieht durch die Aktivierung der Beta-3-Adrenozeptoren, die sich in der Blasenwand befinden. Zu den Nebenwirkungen gehören u.a. erhöhter Blutdruck, Schwindel, Kopfschmerzen und Harnwegsinfektionen.

Trizyklische Antidepressiva

In einigen Fällen können trizyklische Antidepressiva wie Amitriptylin verschrieben werden. Diese beeinflussen nicht nur die Stimmung, sondern wirken auch auf die Blasenfunktion. Trizyklische Antidepressiva können als Nebenwirkung unter anderem zu Mundtrockenheit, Verstopfung, Schläfrigkeit und Gewichtszunahme führen.

Alpha-Blocker

Einige Alpha-Blocker, wie der Wirkstoff Tamsulosin, werden bei Männern mit einer Reizblase aufgrund von Prostatabeschwerden eingesetzt. Obwohl Alpha-Blocker traditionell zur Behandlung vorwiegend bei Männern angewandt werden, gibt es einige Forschungsansätze, die darauf hinweisen, dass sie möglicherweise auch bei Frauen mit bestimmten Blasenfunktionsstörungen, einschließlich der Reizblase, wirksam sein könnten. Zu den Nebenwirkungen von Alpha-Blockern zählen Schwindel, besonders beim Aufstehen, Kopfschmerzen, Müdigkeit und sexuelle Dysfunktion.

Hormonersatztherapie

Bei Frauen mit Östrogenmangel, z.B. während der Wechseljahre, kann eine lokale (in Form von Salben oder Pflaster) oder eine systemische Hormonersatztherapie in Betracht gezogen werden, um die Blasenschleimhaut zu stärken. Eine Hormonersatztherapie kann zu Brustspannen oder Empfindlichkeit in diesem Bereich, zu Übelkeit, Kopfschmerzen und vaginalen Blutungen (bei systemischer Hormonersatztherapie) führen.

Wie immer gilt, die Wahl des geeigneten Medikaments hängt von der genauen Diagnose, individuellen Bedürfnissen und möglichen Nebenwirkungen ab. Im ärztlichen Gespräch lässt sich klären, ob und welches Medikament Ihnen helfen könnte. Natürlich sollten Sie ebenfalls die möglichen Nebenwirkungen kennen und vorab bedenken.

Wenn Sie sich für eine Medikamenteneinnahme entschieden haben, sollten nach einer Weile (wie lange der Therapieversuch erfolgen sollte, hängt vom Medikament ab) die Wirksamkeit und mögliche Nebenwirkungen besprochen werden. Vielleicht ist eine Dosisanpassung oder auch ein Wirkstoffwechsel erforderlich. Möglicherweise wirkt das Medikament gut gegen die Reizblase, hat aber Nebenwirkungen bei Ihnen, die genauso belastend für Sie sind. Sprechen Sie mit Ihrer Ärztin oder Ihrem Arzt darüber.

Hilfreiche Lebensstiländerungen

Eine Reizblase ist häufig ein Ausdruck eines ungesunden Lebensstils. Ihre Reizblase führt Ihnen also vor Augen, dass es gut wäre, etwas in Ihrem Leben zu verändern. Lebensstiländerungen können daher bei einer Reizblase eine wichtige Rolle spielen. Hier noch einmal wichtige Empfehlungen im Überblick:

Trinkgewohnheiten anpassen: Verteilen Sie die Flüssigkeitsaufnahme über den Tag (Seite 116). Vermeiden Sie jedoch übermäßiges Trinken kurz vor dem Schlafengehen, damit Ihre Reizblase Sie nachts möglichst durchschlafen lässt. Sollten Sie zu angeschwollenen Beinen neigen, legen Sie im Laufe des Tages immer wieder einmal (aber mindestens einmal) die Beine hoch. So kann die angestaute Flüssigkeit leichter abtransportiert werden.

Trigger vermeiden: Reduzieren Sie, wie schon häufiger erwähnt, den Konsum von koffeinhaltigen und alkoholischen Getränken sowie stark gewürzten Speisen.

Blasentraining: Zum Blasentraining (Seite 101) gehört es, feste Toilettenzeiten einzuplanen und verzögertes Urinieren zu üben. Das heißt, Sie gehen nicht beim ersten Harndrang auf die Toilette, sondern zögern den WC-Besuch zunächst nur einige Minuten hinaus. Diese Verzögerungstaktik kann dann immer weiter ausgedehnt werden. Ziel des Ganzen ist, die Blase wieder daran zu gewöhnen, sich erst bei größerer Füllmenge mit Harndrang zu melden.

Beckenbodentraining: Der Beckenboden, als einziger willentlich steuerbarer Verschlussmechanismus, bedarf bei fast jeder Form von Blasenundichtigkeit der Stärkung. Dieses Beckenbodentraining kann mit oder ohne Hilfsmittel wie Biofeedbackgerät (Seite 101) und mit und ohne professionelle Unterstützung erfolgen.

Entspannungstechniken: Betreiben Sie Stressmanagement. Schreiben Sie auf, was aktuell bei Ihnen Stress auslöst, und überlegen Sie, welche Möglichkeiten es gibt, diesen zu minimieren oder bestenfalls zu eliminieren. Erproben Sie Entspannungstechniken wie Yoga, Meditation oder Ähnliches, um Stress zu reduzieren.

Gesunde Ernährung: Eine abwechslungsreiche, gesunde Ernährung hilft Ihnen dabei, Ihre Reizblase in den Griff zu bekommen. Denn eine ballaststoffreiche Ernährung ist unablässig für eine regelmäßige Verdauung. Anhaltende Verstopfung kann nämlich durch den Druck, den der Darm dann auf die Blase ausübt, die Blasenbeschwerden verschärfen. Falls Sie übergewichtig sind, wäre die Reizblase neben vielen weiteren Gesundheitsgründen ein weiteres Argument, Normalgewicht anzustreben. Auch dies wäre ein wichtiger Beitrag für ein besseres

Körpergefühl und eine bessere Körperhaltung und würde den Druck, der auf der Blase lastet, erheblich reduzieren.

Verhaltenstraining: Das Blasentraining ist ein Verhaltenstraining, das Sie mithilfe des Miktionstagebuchs durchführen. Sehr wichtig ist dabei ein Belohnungssystem, das Sie für sich entwickeln, um die Fortschritte zu feiern und Ihre Motivation aufrechtzuerhalten.

Gut informiert sein: Dieses Buch ist schon der erste Schritt. Erweitern Sie Ihr Wissen, informieren Sie sich über die Anatomie und die Funktionsweise der Blase, um besser zu verstehen, wie Lebensstilveränderungen positive Auswirkungen haben können. Ganz wichtig, sprechen Sie mit Fachleuten! Öffnen Sie sich und tauschen Sie sich, vielleicht auch mit anderen Betroffenen, aus.

» *Generell gilt es, eine gesunde Lebensführung anzustreben und die sportlichen Aktivitäten so in den Alltag zu integrieren, wie es Ihnen guttut.* «

Sollten Sie mit allen diesen Maßnahmen nicht erfolgreich sein, bleiben Sie im Gespräch mit Ihrem Arzt bzw. Ihrer Ärztin. Denn es kann immer wieder notwendig sein, den eingeschlagenen Weg zu überdenken und die Behandlung anzupassen.

Waren Sie schon bei einer Urotherapeutin?

Vermutlich nicht. Dabei sind Urotherapeut*innen die richtigen Ansprechpartner*innen bei Inkontinenz oder Reizblase. Bisher kennt nur kaum einer diese Expert*innen.

Da ich selbst Urotherapeutin bin, möchte ich Ihnen hier einen kleinen Einblick geben, was unsere Aufgaben sind und wie wir Ihnen bei Blasenproblemen helfen können. Zurzeit gibt es allerdings noch nicht flächendeckend praktizierende Urotherapeut*innen in Deutschland. Unsere skandinavischen Kolleg*innen sind da schon viel weiter. Auf der Seite des Urotherapeutenvereins D.A.Ch (Deutschland, Österreich und Schweiz) finden Sie eine Landkarte mit den eingetragenen Urotherapeut*innen.

Was ist Urotherapie?

Urotherapie umfasst die Diagnostik, die Behandlung und die Betreuung von Menschen mit funktionellen, organisch bedingten und neurogenen Blasen- und Mastdarmstörungen. Zur Urotherapie gehören sowohl nicht chirurgische und nicht pharmakologische Therapieformen als auch die Unterstützung betroffener Menschen bei chirurgischer und medikamentöser Therapie. Die Diagnostik und Therapie der Harn- und Stuhlinkontinenz erfordern nicht nur spezielle Kenntnisse, Erfahrungen und Empathie, sondern sollten auch durch die Zusammenarbeit eines interdisziplinären Teams erfolgen. Urotherapie ist die Nahtstelle zwischen pflegerischer und ärztlicher Kontinenz-Versorgung.

Die Urotherapie kommt aus Skandinavien

Die Urotherapie hat ihren Ursprung in den skandinavischen Ländern Schweden und Norwegen sowie Großbritannien, wo »Urotherapeut« eine anerkannte Berufsbezeichnung ist. Dort wird Urotherapie erfolgreich seit über 20 Jahren praktiziert. Und Urotherapeut*innen sind ein selbstverständliches und anerkanntes Mitglied bei der Patientenversorgung – sowohl stationär in den Kliniken als auch ambulant.

In Deutschland gibt es zurzeit in Bremen eine Schule, die Urotherapeut*innen ausbildet. Jährlich startet dort neu die interdisziplinäre Weiterbildung »Urotherapie«, und das nun schon seit 15 Jahren. Diese Ausbildungsstätte kooperiert mit den Schulen in Oslo und Göteborg, damit die Ausbildung und die Berufsbezeichnung auch in Deutschland anerkannt werden. Der im Jahr 2015 gegründete Verein arbeitet auf dieses Ziel hin.

Wie hilft die Urotherapie?

Blasen- und Darmschwäche oder Inkontinenz sind ein Tabuthema und sehr scharmbehaftet; dabei kann jede Altersgruppe betroffen sein. Der Kontrollverlust über Blase und Darm wird als negativer Einschnitt wahrgenommen und kann ein Grund für eine Depression darstellen.

Vertrauensperson: Die Urotherapeutin ist eine Vertrauensperson und erste Ansprechpartnerin bei diesen Beschwerden, bietet kompetente Begleitung und spezifische Therapien an. Sie kann mit ihrem Wissen und ihren Erfahrungen helfen, die verschiedenen Formen der Inkontinenz einzuschätzen und der facettenreichen Problematik gerecht zu werden.

Kontinenz verbessern: Mit dem Ziel, die Kontinenz zu verbessern und/oder wiederherzustellen und somit auch die damit verbundene Lebensqualität. Weitere Therapieziele sind die Vorbeugung von Blasen- und Nierenschädigungen durch das Erreichen einer regelmäßigen restharnfreien oder zumindest restharnarmen Blasenentleerung. Zu hohe Blasendruckwerte sollen vermieden und die Speicherkapazität verbessert werden, ohne die Blasenentleerung zu verschlechtern.

Verhaltenstherapie: Ganz wichtig ist der therapeutische Ansatz, die lösungsorientierte Verhaltenstherapie, welche ausführlich während der Ausbildung geschult und praktiziert wird. Mit dem Ziel, Experte für methodisches Vorgehen zu sein, um gemeinsam mit den Betroffenen nützliche Veränderungen zu erzielen.

Motivationshilfe: Häufig spielt auf der Seite der Betroffenen Angst vor Veränderung eine Rolle, das »Nicht-Wissen« was auf einen zukommt. Die urotherapeutische Fachkraft wird Sie daher dabei unterstützen, die nötige Motivation für eine persönliche Veränderung zu entwickeln. Dazu ist es unabdingbar, gut informiert zu sein. Sie gibt Ihnen Beispiele, vermittelt praktische Übungen, schult in der Körperwahrnehmung und leistet Aufklärung über die Abläufe der Ausscheidung und der Anatomie.

Beratung und Schulung: Was Sie also erwarten können, wenn Sie sich an eine urotherapeutische Fachkraft wenden, sind eine ausführliche Beratung und eine Schulung in Kombination mit einer speziellen Verhaltenstherapie, die auf Ihre Lebenssituation und Ihre individuellen Beschwerden maßgeschneidert ist. Das können therapeutische Maßnahmen sein, eine Anleitung zum Beckenbodentraining oder die Anwendung von Hilfsmitteln. Zu den urotherapeutischen Aufgaben gehören zudem das Erstellen von Behandlungsplänen, die Anleitung zum Führen von Miktionsprotokollen sowie deren Auswertung. Urotherapeut*innen geben Rat und vermitteln bei verschiedenen gesundheitlichen Problemen des Urogenitaltrakts.

Empathie: Zudem verfügt eine Urotherapeutin bzw. ein Urotherapeut über die nötige Empathie, um einfühlsam mit Ihnen über diese schambehafteten Themen zu sprechen. Sie bzw. er macht Ihnen Mut und achtet auf den Aufbau einer vertrauensvollen Beziehung. In der weiteren Zusammenarbeit erhalten Sie immer wieder Anreize zu lernen, anders mit dem Problem umzugehen und neue Perspektiven zu entwickeln.

Die Standard-Urotherapie umfasst 5 Elemente:

1. **Information und Entmystifizierung:** Es werden die normale Blasenfunktion und eine mögliche individuelle Abweichung davon erläutert.
2. **Instruktion zum optimalen Miktionsverhalten:** Es wird z. B. darüber aufgeklärt, warum eine regelmäßige Miktion notwendig ist, wie man eine entspannte Position auf der Toilette findet und es werden alle weiteren nötigen Anleitungen zur optimalen Miktion vermittelt.
3. **Instruktionen zum Trink- und Ernährungsverhalten:** Das bedeutet z. B., dass die urotherapeutische Fachkraft mit Ihnen bei Bedarf besprechen kann, wie viel, was und wann Sie trinken sollten, um eine optimale Flüssigkeitszufuhr zu erzielen.
4. **Dokumentation von Symptomatik und Miktionsmuster:** Sie erhalten bei Bedarf konkrete Hilfe bei der Erstellung und Auswertung eines Miktionstagebuchs oder anderer Protokollsysteme, um zu erkennen, welche Blasenproblematik bei Ihnen vorliegt.
5. **Regelmäßige Betreuung und Unterstützung:** Diese kann z. B. über Besuchs- oder Telefonkontakte erfolgen; und auch psychosoziale Begleitung ist möglich.

Die Standard-Urotherapie kann in verschiedenen Formen angeboten werden, die sich in Zeitdauer, Intensität und Gespräch-Setting unterscheiden. Kurz gefasst gehören zur Standard-Urotherapie der diagnostische Prozess, die Beratung, die urotherapeutische Instruktion und die Kontinenzschulung.

Was zur speziellen Urotherapie gehört

Die spezielle Urotherapie umfasst je nach Indikation spezielle Verfahren wie die Instruktion zur Weckapparattherapie (bei Kindern), Beckenbodentraining, Biofeedbacktraining, eine Anleitung zum intermittierenden Katheterismus (Selbst-/ Fremd-Einmalkatherismus), die Elektrostimulation und andere Verfahren.

Blasenentzündungen

Leiden Sie unter wiederkehrenden Blasenentzündungen? Fast jede dritte Frau erkrankt einmal im Jahr an einem Harnwegsinfekt und viele haben regelmäßige Blasenentzündungen.

Grund genug, um einen genaueren Blick auf dieses Übel zu werfen. Denn entgegen der landläufigen Meinung gibt es viel mehr Möglichkeiten, diese so unangenehme Erkrankung zu verhindern, als nur kalte Steine und nasse Badeanzüge zu vermeiden.

Aber woher kommen Blasenentzündungen? Nun, in den meisten Fällen sind Bakterien die Auslöser, wie z. B. das Bakterium Escherichia coli (E. coli). Diese Bakterien gehören zur gesunden Darmflora dazu und kommen normalerweise im Dickdarm eines jeden Menschen milliardenfach vor. Wenn sie in die Harnblase gelangen, können sie jedoch krank machend agieren. Es gibt aber auch weitere Bakterienarten, die eine Entzündung auslösen können, sowie Pilze und Viren.

Zu den häufigen Erregern zählen: neben E. coli, Staphylokokken, Proteus mirabilis, Gonokokken (Erreger des Trippers), Hefepilze (Candida), Chlamydien und ganz bestimmte Viren.

Saures Milieu als Schutzbarriere

Aufgrund der Anatomie bei der Frau (Seite 13), der Kürze der Harnröhre und der Nähe zum After ist es sehr einfach für Bakterien, in den Scheidenbereich und damit auch an den Eingang der Harnröhre zu gelangen. Im Scheidenbereich sind die Laktobazillen (Milchsäurebakterien) dafür zuständig, ein saures Milieu aufzubauen und so eine natürliche Schutzbarriere für die Harnröhre und die

Scheide zu bilden. Die Milchsäurebakterien produzieren Milchsäure aus Zucker und sorgen so für einen niedrigen pH-Wert. Optimal ist ein pH-Wert von 4, was sehr sauer ist und den meisten Krankheitserregern nicht gut bekommt. Wenn dieses saure Milieu jedoch nicht optimal aufgebaut werden kann, haben Keime ein leichtes Spiel.

Was Blasenentzündungen begünstigt

Eine übertriebene Intimhygiene oder die Verwendung von basischen Seifen kann das natürliche Scheidenmilieu durcheinanderbringen, sodass die physiologische Schutzfunktion gestört wird, die normalerweise eine Schutzbarriere darstellt.

Durch häufigen Sex wird die natürliche Schutzbarriere in Mitleidenschaft gezogen. Oft sind daher junge, sexuell aktive Frauen von einer Blasenentzündung betroffen, denn bei ihnen gelangen die Bakterien leichter in die Blase. Medizinisch spricht man von einer »Honeymoon-Zystitis« (Flitterwochen-Blasenentzündung).

Hormonschwankungen beeinträchtigen das natürliche Scheidenmilieu. Die Schwankungen des Östrogenspiegels können die Anfälligkeit für Blasenentzündungen erhöhen. In Zeiten eines geringen Östrogenspiegels, während einer Schwangerschaft, während des Menstruationszyklus und den Wechseljahren, schwächelt auch die saure Schutzbarriere, was zu einem begünstigenden Umfeld für Krankheitserreger führt. Die Gefahr einer Blasenentzündung ist in Zeiten des Östrogenmangels daher höher.

Neben den schon genannten hormonellen Veränderungen während einer Schwangerschaft, die die natürliche Schutzbarriere im Scheidenbereich schwächen, kann es auch durch die zunehmende Ausdehnung der Gebärmutter und den ausgeübten Druck auf die Blase zu Beeinträchtigungen der Blasenfunktion kommen. Durch den behinderten Urinfluss kann sich die Neigung für Blasenentzündungen erhöhen.

Verhütungsmittel, wie die Pille oder auch z. B. eine Spirale oder ein Scheidendiaphragma, können bei einigen Frauen zu einem erhöhten Risiko für Harnwegsinfektionen führen, da sie das natürliche Scheidenmilieu verändern. Hier spielt die verminderte Menge an Östrogen ebenso eine Rolle und begünstigt Scheidenpilz-Infektionen.

Ein extrem wichtiger Punkt ist die Trinkmenge: Man kann sich das so vorstellen, dass viel Flüssigkeit die Bakterienkonzentration einerseits »verdünnt« und diese andererseits viel effektiver ausspült. Eine geringe Trinkmenge und demzufolge wenig Flüssigkeit in der Blase führt dagegen dazu, dass Sie sich eine konzentrierte Bakterienbrühe »heranzüchten«, was Sie sicher nicht wollen. Wenn Sie sehr wenig trinken und daher auch nur selten Wasserlassen, haben die Bakterien auch viel länger Zeit, es sich in der Blasenschleimhaut gemütlich zu machen. Viel, viel trinken ist also eine einfache und effektive Vorbeugemaßnahme.

Weitere Faktoren:

- Auch anhaltender Stress, der oft mit Schlafmangel gepaart ist, schafft eine günstige Voraussetzung, damit sich Krankheitserreger in der Blase breitmachen können.
- Es gibt auch eine Reihe von sogenannten Harnabflussstörungen, z. B. in Form von Harnsteinen, die Blasenentzündungen begünstigen können.
- Einige Stoffwechselerkrankungen begünstigen eine Blasenentzündung, dazu zählen die Zuckerkrankheit (Diabetes mellitus) und Gicht.
- Ein weiterer Faktor für eine Begünstigung des krank machenden Bakterienwachstums in der Blase kann ein geschwächtes Immunsystem sein. So eine gestörte Immunabwehr kann sehr viele Ursachen haben.

Wie sich eine Blasenentzündung zeigt

Der erste Vorbote für eine Blasenentzündung (Zystitis) ist häufiger Harndrang. Eventuell spüren Sie bereits ein Brennen oder Schmerzen beim Wasserlassen. Frauen, die oft unter Blasenentzündungen leiden, kennen diese typischen Zeichen nur zu gut. Der häufige Harndrang, bei dem nur geringe Urinmengen kommen, wird als Pollakisurie bezeichnet. Zum Brennen und den Schmerzen beim Wasserlassen kann auch noch eine zunehmende Verkrampfung kommen, sodass die Blasenentleerung immer schwerer fällt, Dysurie genannt, und extrem unangenehm wird. Die Idee, dann nur noch wenig zu trinken, um nicht ständig so qualvoll auf die Toilette zu müssen, ist verständlich, aber die völlig falsche Strategie. Sehr viel Trinken, lautet daher die Devise.

Warnsignale bei einer Blasenentzündung, bei denen Sie sich bitte (erneut) in ärztliche Behandlung begeben, sind:

- Wenn Sie Blut im Urin haben. Dann ist der Urin rötlich verfärbt.
- Wenn der Urin einen intensiven und unangenehmen Geruch aufweist.
- Wenn Sie Fieber haben, eventuell in Kombination mit Schüttelfrost.
- Wenn Sie unter intensiven Schmerzen und Krämpfen im unteren Bauchbereich leiden.
- Wenn das häufige, schmerzhafte Urinieren trotz Behandlung bestehen bleibt, wenn die Symptome anhalten oder sich verschlechtern. Denn dies könnte auf eine resistente oder fortgeschrittene Infektion hindeuten.
- Wenn Sie als zusätzliche Beschwerden Rücken- und/oder Flankenschmerzen haben, denn diese könnten auf eine Nierenbeteiligung hinweisen.

Rezidivierende Zystitis: Von rezidivierenden, also immer wiederkehrenden Harnwegsinfekten spricht man, wenn diese trotz erfolgter Behandlung 3-mal pro Jahr oder öfter auftreten oder wenn sie 2-mal pro Halbjahr oder öfter vorkommen.

Wie hoch ist die Keimbelastung?

Zur Diagnostik bei einer vermuteten Blasenentzündung gehört die Untersuchung des Mittelstrahlurins, den Sie in der Arztpraxis auf der Toilette in einem Becher auffangen und in die Durchreiche zum Nebenraum stellen. Der Urin und das Urinsediment werden untersucht und es wird eine Kultur angelegt, um die pathogenen Bakterien zu bestimmen. In den allermeisten Fällen sind dies die Darmbakterien E. coli. Erst wenn die Bakterienkonzentration über 10^6 Keime/ml liegt, wird dies als signifikante Belastung angesehen. In der Blase können sich also sehr viele Keime tummeln, ohne dass dies krankheitswertig ist. Das ist doch erstaunlich, vor allem in Anbetracht der Tatsache, dass Urin in früheren Zeiten als keimfrei, also steril, galt.

Was Sie gegen Blasenentzündungen tun können

Eine wichtige Selbsthilfemaßnahme gegen Blasenentzündung ist eine starke und intakte saure Schutzbarriere im Scheidenbereich aufzubauen bzw. aufrechtzuerhalten. Und diese hängt maßgeblich von Ihrem Lebensstil, Ihrer Ernährung und der richtigen Intimhygiene ab. Ausreichend und das richtige Trinken ist ein weiterer Baustein. Entspannung und Bewegung sowie die Stärkung des Immunsystems gehören auch dazu. Sind Ihre Hormone in Schieflage, kann es sinnvoll sein, den Östrogenmangel zu beheben. All dies sind Stellschrauben, die Sie günstig beeinflussen können. Wie das gelingt, will ich nun beschreiben. Ich informiere Sie auch über die Maßnahmen, die zwar beworben werden, von denen aber noch nicht sicher ist, ob sie so gut wirken, wie behauptet wird.

Die Harnwege durchspülen

Die erste Maßnahme bei einer aufflammenden und/oder wiederkehrenden Harnwegsentzündung sollte eine Durchspülungskur sein. Verwenden Sie dafür warmes Wasser, milde Kräutertees und spezielle harntreibende Tees, die Sie bitte aber nur in der auf der Packung genannten Dosierung (oft 3 Tassen pro Tag) trinken. Einen harntreibenden Tee, der sehr angenehm schmeckt, können Sie sich z. B. aus Goldrute zubereiten, die Sie selbst aus Ihrem Garten oder der Natur ernten (Kasten, Seite 52). Weitere geeignete Tees zur Durchspülung und Desinfektion der Harnwege finden Sie im zweiten Buchteil (Seite 118), diese enthalten z. B. Brennnesselblätter, Bärentraubenblätter oder Schachtelhalm, also Pflanzen mit antibakterieller Wirkung.

Sich antientzündlich ernähren

Unsere Ernährung ist oft reich an Nahrungsmitteln, die dem Körper zwar viele Kalorien, aber wenig Schutzstoffe, wie Antioxidanzien und sekundäre Pflanzenstoffe, liefern. Damit meine ich all die Fertigprodukte, das Fastfood, die Süßigkeiten, die Backwaren, Pasta, Pizza und Co. Ein Speiseplan, der auf Produkten aus Weizenmehl und Zucker basiert, füllt den Bauch, aber tut ansonsten nichts Gutes für uns. Bakterien haben dann ein leichtes Spiel, unsere geschwächte Immunabwehr zu überwinden.

» *Eine Ernährung, die reich an frischer Pflanzenkost ist, wie Gemüse, Salat und Obst, versorgt uns dagegen mit all den Schutzstoffen, die unser Körper braucht. Wenn Sie gern langfristig etwas gegen wiederkehrende Blasenentzündungen tun möchte, lohnt es sich daher, in der Ernährung vermehrt auf entzündungshemmende Nahrungsmittel zu setzen, die das Immunsystem stärken.* «

Neben Gemüse, Obst und Gewürzen wie Kurkuma gehören dazu auch verschiedene ballaststoffreiche Vollkorngetreide, hochwertige, kaltgepresste Öle, fetter Seefisch wie Lachs, Makrele oder Hering sowie Nüsse und Samen (später mehr zur antientzündlichen Ernährung, Seite 120). Fertigprodukte, die oft aus viel Zucker, Weißmehl und diversen Zusatzstoffen bestehen, gilt es dagegen zu reduzieren. Von den Emulgatoren E433 und E466, die die Konsistenz und Haltbarkeit von Fertigprodukten verbessern, nimmt man z. B. an, dass sie die Entzündungen der Schleimhäute im Körper fördern. Da bleibt einem das Fruchtjogurt doch im Hals stecken.

Und dann gibt es noch pflanzliches Superfood, das wie gemacht für die Bekämpfung von Harnwegsinfekten ist: Cranberrys (Seite 124), Meerrettich (Seite 126) und Kapuzinerkresse (Seite 126).

Regelmäßig zur Toilette gehen

Sonst droht nämlich eine »Krankenschwesternblase«. Damit ist gemeint, dass einige Berufsgruppen, wie eben Krankenschwestern, aufgrund ihrer beruflichen Situation den Toilettengang oft extrem lang verzögern müssen. Tatsächlich gab es dazu vor einigen Jahren eine Studie, bei der der Umgang von Krankenschwestern mit den eigenen Toilettengängen während einer Schicht erfasst wurde. Dabei kam heraus, dass mehr als 70–80 % der Krankenschwestern nicht während der Arbeitszeit auf die Toilette gehen, sondern erst dann, wenn sie wieder zu Hause sind!

Gründe für diese fehlenden Toilettenbesuche sind u. a., dass die Krankenschwestern während der Arbeitsabläufe einfach keine Zeit dafür fanden, dass sie bei der pflegerischen Arbeit sehr fokussiert auf die Patienten waren und die eigenen Bedürfnisse hintangestellt haben, aber auch, dass die Mitarbeitertoiletten wenig hygienisch oder weit entfernt waren.

Auch wenn sich jetzt vielleicht Leserinnen, die unter Dranginkontinenz leiden, denken, das wäre schön, wenn ich meine Blase so im Griff hätte, dass ich erst am Abend auf die Toilette gehe, sei gesagt, dass dieses extreme Hinauszögern des Toilettengangs ungesund ist. Denn wird die Blase regelmäßig über ihr physiologisches Fassungsvermögen hinaus »befüllt«, überdehnt die Blasenwand. Das kann einerseits dazu führen, dass im leereren

Harntreibender Goldrutentee

Die kanadische Goldrute (Solidago canadensis L.) wird in der Volksheilkunde für ihre entwässernden Eigenschaften geschätzt. Goldrutentee hilft bei Erkrankungen und Infektionen der Harnwege und der Nieren, außerdem wirkt er entzündungshemmend und harntreibend, denn die Goldrute hilft, Stoffwechsel-Abbauprodukte aus dem Körper zu schwemmen.
Bei der Goldrute können Sie die Blüten und auch die zarten Blätter pflücken und für die Teezubereitung verwenden. Achten Sie bitte darauf, nicht in der Nähe einer viel befahrenen Straße zu pflücken. Waschen Sie Ihre Ernte sanft und sorgfältig mit kaltem Wasser und brühen Sie diese mit kochendem Wasser auf. Selbstverständlich können Sie auch getrocknete (gekaufte) Goldrute nehmen.
Zur Teezubereitung gießen Sie 1–2 Teelöffel Goldrute mit 250 ml kochendem Wasser auf, lassen den Tee 10–15 Minuten ziehen, seihen ihn dann ab und genießen ihn frisch und warm, bei Bedarf gern mit etwas Honig.
Trinken Sie 3 Tassen frisch zubereiteten Goldrutentee über den Tag verteilt, aber nicht mehr als maximal 5 Tassen pro Tag.
Und Vorsicht: Goldrute kann allergische Reaktionen bei Menschen mit Allergien gegen Korbblütler (wie Sonnenblumen oder Kamille) auslösen, dann besser nicht verwenden.

Zustand Nischen entstehen, in denen sich Bakterien ansiedeln und vermehren können mit der möglichen Folge von chronischen Harnwegsinfekten. Andererseits kann es aufgrund der erschlafften Blasenmuskulatur zu Restharnbildung kommen. Und auch Inkontinenz kann eine Folge dieser Blasenüberdehnung sein.

Restharn in der Blase vermeiden

Das Vorhandensein von Restharn, also das Verbleiben von Urin in der Blase nach dem Toilettengang, kann zu verschiedenen Problemen führen, dazu zählen auch chronische Blasenentzündungen.

Es gibt verschiedene Gründe, warum es zur Restharnbildung kommen kann. Zunächst macht sich so eine Restharnbildung nicht bemerkbar. Es handelt sich um einen schleichenden Prozess, der aber langfristig viele gesundheitliche Schäden nach sich zieht. Diese werden als Sekundärschäden bezeichnet. Dazu zählt z. B. eine chronische Niereninsuffizienz als Folge der veränderten Druckverhältnisse in der Blase. Denn wenn nach dem Toilettengang immer noch ein Rest Harn in der Blase zurückbleibt, kann sich diese nicht vollständig zusammenziehen, wie sie es in der Ruhephase nach dem Toilettengang normalerweise täte. Erst langsam würde sie dann mit dem nächsten Füllungsvorgang wieder gedehnt werden.

Es gibt Krankheiten und Zustände, die die Entstehung von Restharn begünstigen. Besonders vertrackt ist der Zusammenhang mit Blasenentzündungen. Denn einerseits können wiederkehrende Blasenentzündungen zu Restharnbildung führen und andererseits begünstigt Restharnbildung die Entstehung von Blasenentzündungen. Es gilt also, sowohl der Blasenentzündung als auch der Restharnbildung konsequent entgegenzuwirken.

Auch bei neurologischen Erkrankungen, wie z. B. Multiple Sklerose oder einer Verletzung des Rückenmarks, ist Restharnbildung eine mögliche Begleiterscheinung. Und wie anhand der Krankenschwesternblase geschildert wurde, kann auch das Aufschieben und Unterdrücken der Toilettengänge über mehrere Jahre zu Restharnbildung führen.

Was Sie gegen Restharn tun können

Es gibt sehr wirksame und dennoch leicht umsetzbare Maßnahmen, um etwas gegen die Restharnbildung tun zu können. Bevor ich Ihnen diese Tipps an die Hand gebe, möchte ich aber dennoch darauf hinweisen, dass auch bei Restharnbildung, wie bei allen anderen beschriebenen Blasenproblematiken auch, vor der »Selbsttherapie« die fachärztliche Diagnostik stehen sollte. Als Urotherapeutin ist es mir einfach wichtig, immer wieder darauf hinzuweisen, zunächst ärztliche Expertise einzuholen und die Behandlungsmaßnahmen mit Ihrem Arzt oder Ihrer Ärztin abzustimmen. Letztlich liegt es an Ihnen, wie konsequent Sie die empfohlenen Maßnahmen, die ohnehin größtenteils Selbsthilfemaßnahmen sind, dann durchführen. Auch wenn die Probleme trotz Behandlung anhalten oder sich die Symptomatik verändert/verschlechtert, ist erneuter urologischer Rat vonnöten.

Richtiges Toilettenverhalten: Dazu gehört, vor allem bei einer Anfälligkeit für Blasenentzündungen und/oder Restharnbildung, ein regelmäßiges Entleeren der Blase. Dieses sollte möglichst entspannt und mit der dafür notwendigen Zeit geschehen. Gehen Sie also in Ruhe auf die Toilette und spannen Sie während des Urinierens die Muskeln nicht an, etwa um den Urin schnell herauszupressen. Während des Wasserlassens sollte der Harnstrahl auch nicht durch Muskelanspannung unterbrochen werden.

Vermeiden Sie das Zurückhalten des Urins: Während Betroffene mit Dranginkontinenz lernen müssen, nicht bei jedem kurzen Muckser der Blase zur Toilette zu laufen, dürfen Frauen, die unter Restharnbildung und/oder häufigen Blasenentzündungen leiden, lernen, eher zur Toilette zu gehen. Setzen Sie Ihren Ehrgeiz also bitte nicht darein, möglichst nur ein- bis zweimal pro Tag die Toilette aufzusuchen. Dafür gibt es keinen Sparbonus! Gehen Sie zur Toilette, wenn Sie Harndrang verspüren; versuchen Sie nicht, unnötig lange zu warten.

Korrekte Sitzposition: Die Blase kann sich am besten vollständig entleeren, wenn Sie beim Urinieren aufrecht sitzen. Also bitte weder gemütlich an den Toilettendeckel anlehnen, noch vorgebeugt derweil schnell auf Ihrem Smartphone herumtippen. Schenken Sie dem Toilettengang Ihre volle Aufmerksamkeit und Zeit. Es dauert ja nicht so lang!

Nachgang-Kippen und eventuell -Klopfen: Wenn Sie fast fertig sind, sollten Sie Ihren Oberkörper leicht nach vorne und zur Seite neigen, damit auch die letzten Urinreste noch abfließen können. Ein leichtes Klopfen auf den Unterbauch kann ebenfalls helfen.

Aktive Beckenbodenmuskulatur: Lernen Sie, Ihre Beckenbodenmuskulatur aktiv zu nutzen. Am besten durch ein gezieltes Beckenbodentraining unter fachlicher Anleitung. Denn es gilt nicht nur, Übungen anzuwenden, die helfen, diese Muskulatur zu stärken, sondern insbesondere bei der Restharnbildung ist es auch wichtig, Übungen zu verwenden, die dafür sorgen, dass sich der Beckenboden gut entspannen kann. Beides – Beckenbodenanspannung und Beckenbodenentspannung – punktgenau zu bewerkstelligen, ist das Ziel.

Vollständige Entleerung nach dem Geschlechtsverkehr: Gehen Sie zur Toilette, um sicherzustellen, dass alle Bakterien aus der Harnröhre ausgespült werden.

Achtsamkeit beim Urinieren: Seien Sie achtsam bei diesem Vorgang und vermeiden Sie es, ihn abrupt zu beenden. Lassen Sie den Urin fließen, bis Sie das Gefühl haben, dass die Blase vollständig entleert ist.

Gesunde Trinkgewohnheiten: Trinken Sie ausreichend Wasser, am besten mit nicht zu viel Kohlensäure, um die Blase regelmäßig zu spülen. Dies fördert eine gute Blasengesundheit.

Stressmanagement: Reduzieren Sie Stress, da übermäßiger Stress die Blasenkontrolle beeinträchtigen kann. Entspannungsübungen wie Yoga und Meditation können hierbei helfen.

Warm halten

Das Warmhalten bei Blasenentzündungen kann dazu beitragen, die Symptome zu lindern und den Heilungsprozess zu unterstützen. Den Rat, sich warm zu halten, um sich nicht die Blase zu »verkühlen«, kennt bestimmt jede Frau zumindest aus der Kinder- oder Jugendzeit.

Ich kann mich noch genau an mein innerliches Aufbrausen erinnern, wenn meine

Kann man sich gegen Blasenentzündung impfen lassen?

Eine Impfung gegen Blasenentzündung, mit der sich jeder impfen lassen kann, gibt es nicht. Es gibt jedoch Impf-Präparate, die bei Betroffenen eingesetzt werden können, die unter chronischer Blasenentzündung leiden und bei denen alle anderen Behandlungen zuvor erfolglos verliefen.
Dabei handelt es sich um Kapseln, Tabletten oder Spritze, je nach Präparat, die verschiedene Abwehrmechanismen angeregt sollen. Bestandteil dieser Medikamente sind mehrere verschiedene Stämme des Darmbakteriums E. coli, aber auch andere Bakterienstämme, die Blasenentzündungen verursachen können. So sollen die körpereigenen Abwehrmechanismen aktiviert werden, damit es zu einer Immunantwort bei Kontakt mit einem der Erreger kommt und eine langfristige körpereigene Abwehr entsteht.
Die Impfung kann zeitgleich zur bereits laufenden medikamentösen Therapie erfolgen. Die bisherige Studienlage dazu konnte bisher noch keine endgültigen Beweise liefern (daher ist die Impfung auch noch keine Kassenleistung), dennoch kann diese Impfung bei der Suche nach einer erfolgreichen Behandlung mit in Betracht gezogen werden.

Mutter mich morgens, bevor ich zur Schule ging, mit schöner Regelmäßigkeit fragte, ob ich denn auch ein Unterhemd angezogen hätte. Ich sagte natürlich ja, obwohl ich nie eines anhatte. Ich wollte mich doch nicht wie eine alte Oma fühlen, die ein warmes Unterhemd braucht. Wie uncool ist das denn. Nein, es musste natürlich bauchfrei sein. Alles andere hätte mein jugendliches Selbstverständnis nicht zugelassen. Heute bin ich allerdings schlauer und trage natürlich eines, weil ich weiß, wie gut es sich anfühlt, wenn der Unterleib warm ist, Nieren und Becken geschützt sind und es einfach gesund hält.

Hier sind einige Gründe, warum Wärme bei Blasenentzündungen, insbesondere bei uns Frauen, als hilfreich empfunden wird:

Entspannung der Muskulatur: Wärme kann die Muskulatur im Beckenbereich entspannen, was besonders wichtig ist, da eine überaktive oder verspannte Muskulatur zu verstärkten Blasenbeschwerden führen kann. Bei Blasenentzündungen kann eine Muskelentspannung durch Wärme dazu beitragen, Schmerzen und Spannungen im Beckenbereich zu lindern, insbesondere, wenn es zu Krämpfen kommt.

Blutzirkulation fördern: Warme Kompressen, Wärmepflaster, aufgewärmte Kirschkernkissen oder Wärmflaschen fördern die Durchblutung im Bereich der Blase und des Beckens. Eine verbesserte Durchblutung kann helfen, entzündungsfördernde Substanzen abzutransportieren und den Heilungsprozess zu unterstützen.

Allgemeine Schmerzlinderung: Wärme hat eine schmerzlindernde Wirkung; bei Blasenentzündungen, die oft mit Schmerzen und Unbehagen verbunden sind, kann das Anwenden von Wärme die Beschwerden reduzieren.

Entspannung des Beckenbodens: Wärme trägt dazu bei, dass der Beckenboden sich entspannt; und ein entspannter Beckenboden kann helfen, den Druck auf die Blase zu verringern und somit die Beschwerden mildern.

Unterstützung des Heilungsprozesses: Durch die Förderung einer entspannten Umgebung und einer verbesserten Durchblutung unterstützt Wärme den natürlichen Heilungsprozess des Körpers.

Wohlbefinden fördern: Warme Bäder können das allgemeine Wohlbefinden steigern. Bei Blasenentzündungen, die oft mit Unwohlsein und Müdigkeit einhergehen, kann dies als angenehm empfunden werden.

Lindernde Bäder bei Blasenentzündung

Natürlich dürfen die speziellen antientzündlichen Sitz- oder Vollbäder mit Kamille & Co. nicht fehlen.

Sitzbad mit Kamille

Ein lauwarmes Sitzbad mit Kamillenzusatz wirkt aufgrund der entzündungshemmenden Eigenschaften von Kamille beruhigend auf gereizte Haut und kann Entzündungen mildern. Geben Sie dazu 2–3 Esslöffel getrocknete Kamillenblüten oder 4–5 Kamillenteebeutel in 1 Liter kochendes Wasser und lassen das Ganze 10–15 Minuten ziehen. Geben Sie den Kamillensud dann in eine geeignete Sitzwanne und setzen Sie sich hinein, wenn das Wasser lauwarm ist bzw. eine für Sie angenehme Temperatur hat. Verweilen Sie möglichst entspannt für ca. 15–20 Minuten in Ihrem Kamillen-Sitzbad. Danach können Sie sich vorsichtig abtupfen. Förderlich ist, sich anschließend hinzulegen und sich in eine warme Decke zu kuscheln.

Alle weiteren Bäder sind als Vollbad beschrieben. Wenn Sie keine Wanne haben, in die Sie sich komplett hineinlegen können, sind auch entsprechende Sitzbäder, dann natürlich mit einer geringeren Wirkstoffmenge, möglich.

Haferflockenbad

Haferflocken enthalten Beta-Glukane, die entzündungshemmend wirken können. Ein Bad mit Haferflocken hilft auch bei Juckreiz im Intimbereich oder lindert Irritationen. Füllen Sie dazu 1 Tasse Haferflocken (ohne Zusätze) in einen Einweg-Musselinbeutel und binden Sie diesen fest zu. Füllen Sie dann warmes Wasser in Ihre Badewanne und hängen den Haferflockenbeutel in das einlaufende Badewasser und/oder lassen ihn im Wasser schweben, während Sie baden. Bewegen Sie den Beutel leicht oder drücken Sie ihn aus, um die Inhaltsstoffe zu verteilen.

Setzen Sie sich vorsichtig und sanft in die Badewanne und genießen Sie Ihr Haferflockenbad 15–20 Minuten. Entspannen Sie sich dabei und lassen Sie die beruhigenden Eigenschaften der Haferflocken auf Ihre Haut wirken. Nach dem Bad die Haut vorsichtig abtupfen und trocknen. Pflegen Sie Ihre Haut mit einer milden Lotion oder einem Öl, um die Feuchtigkeit zu bewahren.

Natronbad

Ein Bad mit Natron (Backpulver) kann dazu beitragen, den pH-Wert im Wasser zu stabilisieren und somit eine irritierte Blase zu beruhigen. Messen Sie 1 Tasse Natron oder Backpulver (Natriumbicarbonat) ab. Das Backpulver sollte frei von Aromen oder Zusatzstoffen sein. Lösen Sie das Natron bzw. Backpulver in einem Gefäß mit warmem Wasser vollständig auf und schütten das Natronwasser in Ihr warmes Badewasser. Geben Sie gern noch einige Tropfen eines ätherischen Öls, wie beispielsweise entspannendes Lavendelöl, hinzu und vermischen alles gründlich, bevor Sie sich genüsslich in die Wanne legen und dort für 15–20 Minuten entspannen.

Magnesiumsulfat-Bad (Epsom-Salz)

Epsom-Salz kann die Muskelentspannung fördern und zur Linderung von Schmerzen beitragen. Für ein »vorsichtiges Rezept« in Kombination mit ätherischen Ölen verwenden Sie 1 Tasse Magesiumsulfat (Epsom-Salz) plus 5–8 Tropfen ätherisches Öl, z. B. Lavendel- oder Kamillenöl plus optimalerweise 2–3 Tropfen ätherisches Teebaumöl, wenn Sie dieses gut vertragen. Geben Sie das Epsom-Salz in die Badewanne mit warmem Wasser, fügen Sie nun die jeweiligen Öle dazu und verrühren alles. Setzen Sie sich in die Badewanne für 15–20 Minuten und entspannen sich dabei.

Bad mit beruhigenden Ölen

Einige ätherische Öle, wie Lavendelöl oder Teebaumöl, können beruhigen und entzündungshemmend wirken. Beachten Sie jedoch, dass manche Menschen empfindlich auf diese Öle reagieren können. Wenn Sie das Öl noch nicht verwendet haben und daher nicht wissen, ob Sie es gut vertragen, testen Sie in Wasser verdünntes Öl zunächst an einem kleinen Hautbereich. Reine Öle dürfen nie unverdünnt verwendet werden, sondern werden nur als Gemisch (einige Tropfen in einem Basisöl wie Mandel- oder Jojobaöl) z. B. als Massageöl oder als Badezusatz (einige Tropen in einem Vollbad) verwendet.

Heublumenbad

Auch ein Heublumenbad kann als natürliche Option betrachtet werden, um die Entspannung zu fördern und potenziell zu beruhigen. Wenn Sie gegen die enthaltenen Blumen allergisch sind, ist es natürlich ungeeignet für Sie. Füllen Sie 1 Tasse getrocknete Heublumen in einen Einweg-Musselinbeutel, verschließen Sie ihn gut und geben ihn in das einlaufende warme Badewasser. Der Beutel kann im Wasser schwimmen und sanft ausgedrückt werden, während Sie Ihr Bad für 15–20 Minuten genießen.

Kühle Bäder mit Aloe vera

Auch ein kühles Bad kann bei Beschwerden mit der Blase Abhilfe schaffen. Aloe vera kann Entzündungen, aber auch Hitzewallungen lindern, zudem kommen feuchtigkeitsspendende und beruhigende Wirkungen hinzu. Lassen Sie in die Badewanne kühles Wasser (so wie es Ihnen angenehm ist) ein und verteilen 1 Tasse Aloe-vera-Gel darin. Dieses sollte keine Zusatz- oder Duftstoffe enthalten. Genießen Sie dann für 15–20 Minuten das kühle Bad.

Wann es Antibiotika braucht

Antibiotika stellen prinzipiell wirksame Medikamente gegen Blasenentzündung dar. Wenn Sie nach ärztlicher Verordnung ein Antibiotikum aufgrund einer Zystitis einnehmen, können Sie auf eine rasche Linderung hoffen. Bei Blasenentzündungen reicht auch oft eine wesentlich kürzere Einnahmedauer, z. B. über 3 Tage, als bei anderen bakteriell verursachten Erkrankungen. Hierzu wird Ihnen der Arzt bzw. die Ärztin genaue Vorgaben machen, an die Sie sich im eigenen Interesse halten sollten.

» *Auswahl, Dosierung und Einnahmedauer des Antibiotikums richten sich danach, welche und wie viele Keime in der Blase nachgewiesen wurden und ob und welche Beschwerden Sie haben.* «

Eine Blasenentzündung ohne Beschwerden, bei der jedoch der Schwellenwert der noch zu tolerierenden Keimbelastung (10^6 Keime/ml Urin) überschritten wurde (asymptomatische Bakteriurie), wird nur bei schwangeren, zuckerkranken und immunsupprimierten Frauen mit Antibiotika behandelt.

Nebenwirkungen: Die Antibiotikatherapie, vor allem der vorschnelle und übermäßige Einsatz, hat aber auch erhebliche Nebenwirkungen. Und damit meine ich nicht die häufigen Nebenwirkungen wie Übelkeit und Verdauungsstörungen, die bei der Einnahme auftreten können, sondern die Auswirkungen auf die »guten Bakterien«, die wir zur Gesunderhaltung unbedingt brauchen. Da Antibiotika üblicherweise oral eingenommen werden, knocken sie eben nicht nur die Keime in der Blase aus, sondern auch unsere hilfreiche Darmflora. Man ist gerade erst dabei, die komplexen Zusammenhänge und Auswirkungen auf das Darmmikrobiom zu untersuchen und ansatzweise zu verstehen. Aber eins ist schon jetzt sicher, je häufiger und je höher dosiert wir Antibiotika einnehmen, desto schlechter ist das Darmmikrobiom aufgestellt. Es verarmt regelrecht, wie ein konventionell bestellter Acker, auf dem der natürliche Pflanzen- und Insektenreichtum abgetötet wurde: Die Vielfalt geht flöten und das gesunde Gleichgewicht ist dahin. Und das wirkt sich eben nicht nur auf die Verdauung und die Nährstoffaufnahme aus, sondern auch auf das im Darm ansässige Immunsystem.

Resistenzbildung: Der zweite Punkt, der für eine wohl bedachte und gezielte Antibiotikatherapie spricht, ist die zunehmende Resistenzbildung der Bakterien. Denn Bakterien sind, genau wie Viren, genetisch sehr agile Überlebenskünstler. Bei jeder Zellteilung, und Bakterien teilen sich – wenn die Bedingungen stimmen – bekanntlich in rasantem Tempo, können Fehler bei der Duplikation der Gene auftreten, sogenannte Mutationen. Einige davon haben keine Auswirkungen, andere führen dazu, dass das Bakterium nicht mehr lebensfähig ist. Aber es können eben auch solche auftreten, die genau die Angriffsstelle eines Antibiotikums so verändern, dass dieses nicht mehr wirken kann. Und genau das ist die Gefahr. Je häufiger die Bakterien mit Antibiotika in Kontakt sind, die sie nicht zuverlässig abtöten, desto besser können sie üben, diesen Medikamenten zu entgehen. Die Folge können die gefürchteten multiresistenten Keime sein, also Bakterien, die durch unterschiedliche Antibiotika nicht mehr abgetötet werden können. Von MRSA-Keimen haben Sie sicher auch schon gehört. Dies ist die Abkürzung für methicillinresistenten Staphylococcus aureus, dem die meisten Antibiotika nichts mehr anhaben können. Eine Brutstätte für multiresistente Keime sind Krankenhäuser mit einem mangelhaften Hygienemanagement, was immungeschwächten Patient*innen zum Verhängnis werden kann.

Diese Ausführungen haben sicher verdeutlicht, wie wichtig es ist, eine erforderliche Antibiotikabehandlung so zu gestalten, dass die Krankheitskeime tatsächlich so dezimiert werden, dass sie keine Gefahr mehr darstellen. Darum ist es so wichtig, das richtige Antibiotikum in einer ausreichenden Dosierung und ausreichend lange einzunehmen. Und das kann eben der Arzt oder die Ärztin am besten beurteilen. Antibiotika sind keine Medikamente, die man eigenständig oder nach Gutdünken einnehmen sollte.

Wenn Sie bereits eine längere Zystitisgeschichte hinter sich haben, kann es sein, dass die urologische Fachkraft zunächst eine mikrobiologische Untersuchung des Urins veranlasst. Dies kann auch erforderlich sein, wenn bereits bekannt ist, dass bestimmte Antibiotika nicht ausreichend wirken. Nur so lässt sich feststellen, welche Erreger für Ihre aktuelle Blasenentzündung verantwortlich sind, um dann gezielt ein Antibiotikum auszuwählen, das gegen diese Keime wirksam ist. Möglicherweise muss die Antibiotikatherapie auch angepasst werden, wenn das zunächst verschriebene Präparat nicht greift, also innerhalb der ersten Einnahmetage keine deutliche Verbesserung der Symptomatik auftritt. Dann sollten Sie unbedingt wieder ärztlichen Rat suchen.

Nierenbeckenentzündung: Manchmal schaffen es die Krankheitserreger, weiter nach »oben« in die Harnleiter zu gelangen und über das Nierenbecken bis zu den Nieren aufzusteigen. Dabei kann es zu einer Nierenbeckenentzündung kommen, die zu weiteren Folgeschäden an den Nieren führen kann. Typische Symptome für eine Nierenbeckenentzündung sind Fieber mit Schüttelfrost sowie Schmerzen in der Flanke und Schmerzen beim Urinieren, dabei kann auch Blut im Urin zu sehen sein. Dazu kommt noch ein allgemeines Unwohlsein. Bei den genannten Symptomen begeben Sie sich bitte umgehend in ärztliche Behandlung. Um eine Antibiotikabehandlung kommt man bei einer Nierenbeckenentzündung nicht herum.

Manchmal reichen auch nur Schmerzmittel

In einigen Fällen kann die Einnahme eines Schmerzmittels, insbesondere eines entzündungshemmenden Medikaments (z. B. Ibuprofen), bei einer leichten und unkomplizierten Blasenentzündung ohne Fieber dazu beitragen, die Symptome zu lindern. Diese Medikamentengruppe kann Schmerzen reduzieren und gleichzeitig entzündungshemmende Wirkung haben. Es ist jedoch wichtig, dass die Einnahme mit dem behandelnden Arzt bzw. der behandelnden Ärztin abgesprochen wird. Werden die Symptome schlimmer statt besser, ist erneuter ärztlicher Rat erforderlich. Dazu zählt das Aufkommen von Fieber und Flankenschmerzen, die Sie seitlich am Rücken, aber auch vorne von der Bauchmitte aus verspüren können. Dann ist eine Behandlung mit einem Antibiotikum angezeigt. Forschungsergebnisse der letzten Jahre unterstützen die alleinige Verwendung von Schmerzmittel bei einem unkomplizierten Harnwegsinfekt.

Mein Tipp: Besprechen Sie mit Ihrem Arzt bzw. Ihrer Ärztin, ob für Sie bei Ihrer Symptomatik eine Behandlung allein mit einem Schmerzmittel infrage kommt. Sowohl die zu frühzeitige und eventuell nicht notwendige antibiotische Behandlung als auch das Einnehmen eines Schmerzmittels über längere Zeit sind kritisch zu betrachten und bedürfen der ärztlichen Kontrolle.

Blasenentzündungen vorbeugen

Um Blasenentzündungen vorzubeugen, machen Sie es sich bitte zur Gewohnheit, reichlich zu trinken. Es werden 2–3 Liter pro Tag empfohlen. Dies können gern Kräuterteemischungen sein aber auch spezielle Blasenteemischungen. Werden die Nieren und die Blase täglich gut durchgespült, haben es Krankheitskeime schwerer, sich anzusiedeln. Warme oder lauwarme Getränke sind ideal, in Form von Kräutertees oder einfach warmem Wasser. Gern können spezielle Kräutertees für die Harnwege mit verwendet werden, diese enthalten Pflanzenbestandteile mit harntreibender und/oder antibakterieller Wirkung. Aber bitte immer die Anwendungsmenge beachten und nicht mehr davon trinken, als angegeben ist.

Auch die Ernährung (Seite 116) spielt eine maßgebliche Rolle dabei, wie krankheitsanfällig wir sind. Auch ausreichende Bewegung und Entspannung sind unabdingbar, um langfristig gesund zu bleiben, denn sie helfen uns dabei, Stress abzubauen und erholsam zu schlafen. Und da die Blase ein »Sensibelchen« sein kann, das empfindlich auf eine emotionale Dysbalance reagiert, gehört auch das psychische Gleichgewicht zu den Vorsorgemaßnahmen für eine gesunde Blase. Denn nur wenn es unserer Psyche gutgeht, kann auch unsere Harnblase gesunden und ihre ganze Kraft entfalten, die zu einer Stärkung unserer Kontinenz wichtig ist.

Warum die Blase keine Kälte mag

Das Warmhalten der Füße wird oft empfohlen, um die Blase zu schützen. Hier sind einige Gründe, warum Kälte tatsächlich als ungünstig für die Blase zu betrachten ist und warum warme Füße uns so guttun:

Durchblutung und Wärmeregulation: Kälte kann die Durchblutung beeinträchtigen, vor allem in den »weit entfernten« Extremitäten wie den Füßen. Eine gute Durchblutung ist wichtig, um das Gewebe mit ausreichend Sauerstoff und Nährstoffen zu versorgen. Durch das Warmhalten, insbesondere der Füße, wird eine gesunde Durchblutung unterstützt.

Blasenfunktion und Temperatur: Die Blasenfunktion kann durch Kälte beeinträchtigt werden. Kalte Temperaturen sorgen für Muskelverspannungen, einschließlich der Muskeln in der Blasenregion. Und es ist bekannt, dass eine entspannte Blasenmuskulatur eine normale Entleerung fördert und dadurch Beschwerden reduziert.

Vermeidung von Kältereizen: Kälte fördert Reizungen und Entzündungen bei empfindlichen Bereichen wie der Harnröhre und der Blasenschleimhaut; warme Kleidung und das Warmhalten der Füße helfen, solche Reizungen zu minimieren.

Vorbeugung von Infektionen: Kälte kann auch das Immunsystem beeinträchtigen und damit die Anfälligkeit von Infektionen erhöhen. Warme Kleidung trägt dazu bei, den Körper vor äußeren Einflüssen zu schützen und die Immunabwehr aufrechtzuerhalten. Aufgrund dieser Zusammenhänge ist nachvollziehbar, warum es tatsächlich sehr ungünstig wirken kann, wenn wir uns direkt auf den kalten Boden setzen. Die Blasenregion kühlt dadurch unweigerlich aus, mit den gerade beschriebenen Folgen.

Die Empfindlichkeiten können individuell variieren, einige Menschen reagieren empfindlicher auf Kälte als andere. Bei Blasenbeschwerden kann das Warmhalten der Füße durch dicke Socken, Schuhe, Fußbodenheizung oder Ähnliches eine unterstützende Maßnahme sein, aber es ist auch entscheidend, die Gesamtkörperwäre aufrechtzuerhalten, auch für den gesamten Kreislauf. Es gibt aber auch Frauen, die wunderbar warme Füße haben, obwohl bzw. gerade, weil sie oft barfuß laufen. Es geht also letztlich darum, dass unser Körper und vor allem die Füße warm und gut durchblutet sind.

Auch in der Blase leben gute Bakterien

Lange Zeit gingen die Forscher davon aus, dass der Urin steril sei, sich also keine Bakterien im Urin und in der Blase befinden, solange man noch keine Blasenentzündung hatte. Man dachte, diese könnten erst dann in die Blase gelangen, wenn es Störungen beim Wasserlassen gibt

Intimhygiene: weniger ist mehr

Wir brauchen weder Vaginalduschen noch spezielle Reinigungsprodukte für die Scheide. Das äußerliche Abspülen des Intimbereichs mit warmem Wasser reicht in der Regel aus. Die Scheide ist ein selbstreinigendes Organ: Je weniger wir sie mit irgendwelchen Pflegeprodukten behelligen, desto besser ist es. Die in der Scheide ansässigen Laktobazillen stellen Milchsäure her, die für den im Scheidenbereich optimalen sauren pH-Wert von 4 sorgt.

Die meisten Duschgele und Seifen haben nicht den richtigen pH-Wert für den empfindlichen Intimbereich. Sie sind mit einem pH-Wert von 5,5 für die Bedürfnisse der Körperhaut konzipiert und bringen daher bei jeder Anwendung im Scheidenbereich die saure Schutzbarriere aus dem Gleichgewicht. Krank machende Bakterien haben es dann viel leichter, durch die kurze Harnröhre in die Blase zu gelangen. Später mehr dazu, wie die optimale Intimhygiene aussieht (Seite 108) und welche Produkte bei Bedarf sinnvoll sind.

oder Keime aus Darm oder Scheide in die Blase gelangen.

Nun wurde herausgefunden, dass dem nicht so ist. Offenbar leben nicht nur gute Bakterien in der Darmschleimhaut und der Vaginalschleimhaut, sondern eben auch in der Blasenschleimhaut. Erstmal ist das eine erfreuliche Erkenntnis, denn genau wie in Darm und Scheide sorgen diese guten Bakterien in der Blase für eine natürliche Schutzschicht: Dort wo gute Blasenbakterien wohnen, können sich keine Krankheitserreger einnisten. Vielleicht ist es auch so, dass diese Bakterien, genau wie im Darm, unserem Immunsystem in die Hände spielen und eine enge Symbiose eingehen, also eine echte Win-win-Beziehung. Fakt ist, dass diese guten Bakterien auf der Blasenschleimhaut einen schützenden Film, einen Biofilm, bilden.

Die Krux an der Sache ist, dass die Bakterien eben nur an dem ihnen zugedachten Platz gut sind, sich also positiv auswirken. E. coli ist ein sehr wichtiges und hilfreiches Bakterium im Darm und wird auch als Darmaufbaupräparat, als Probiotikum, angewendet. Wenn dieses Bakterium allerdings in die Blase gelangt, ist es gar nicht mehr gut, sondern krank machend. Dasselbe gilt für die natürliche Bakterienbesiedelung der Scheide und eben auch die der Blase. An unserer Anatomie, also dem kurzen Weg vom After zur Scheide und zur Harnröhre, können wir nichts ändern. Aber durch die richtige Intimhygiene können wir dafür sorgen, dass die Bakterienbesiedelung nicht von einem Bereich in den andern gelangt und dort Entzündungen auslöst.

Was ist ein Biofilm?

Wenn Darmbakterien, wie E. coli, in die Blase gelangen, können sie sich an die Blasenschleimhaut heften (genauso wie sie dies an der Darmschleimhaut tun), einen Biofilm bilden und zur Entzündung führen. Innerhalb dieses Biofilms kommunizieren die Bakterien sogar miteinander, z. B. um gemeinsam Überlebensstrategien zu entwickeln. Diese Ansammlung von Bakterien kann sich mit einer gelartigen Schicht zusammenbinden. Dadurch haben die Mikroorganismen in diesem Biofilm ideale Lebensbedingungen und sind von Angriffen von außen, z. B. durch eine Antibiotikatherapie, viel besser geschützt. In so einem »Versteck« können Bakterien längere Zeit überleben. Immer wieder können sich Bakterien aus dem Biofilm lösen und eine erneute Blasenentzündung hervorrufen. Leider wird es noch gruseliger, denn die E.-coli-Bakterien können sich nicht nur im Biofilm verstecken, sondern auch direkt in die Blasenwand einwandern.

Innerhalb ihres Biofilms und in der Blasenwand bilden diese krank machenden Bakterien eine Art Kolonie und schotten sich nach außen hin ab. Unser Immunsystem und auch eine Antibiotikatherapie haben dann kaum eine Chance, sie anzugreifen und auszumerzen. Und auch wenn wir eine Urinprobe abgeben, um festzustellen, welche Bakterien sich in der Blase angesiedelt haben, kann »diese Kolonie« unentdeckt bleiben. Wie im Winterschlaf warten die Bakterien auf eine gute Möglichkeit für ihren nächsten Angriff.

Schleimhautfalten stellen ebenfalls Versteckmöglichkeiten für solche Krankheitserreger dar. Und wenn wir unsere Blase mal mit einem Luftballon vergleichen, erkennen wir sofort, dass der Ballon im aufgeblasenen Zustand genauso wie die Blase bei starker Befüllung eine glatte Haut aufweist. Ist die Luft entwichen, ist der Ballon jedoch runzelig geworden. Und dies passiert auch bei der Blase: Sie kann in wenig gefülltem Zustand Dellen und Ausstülpungen aufweisen, die ideale Nährböden der krank machenden Bakterien darstellen. Ursache dafür können eine ständige Überdehnung (Seite 53) oder auch natürliche Alterungsprozesse sein.

Es ist also wichtig, die gesunden, guten Bakterien innerhalb ihres natürlichen Bereichs zu erhalten und zu sanieren, insbesondere, da nach einer Antibiotikabehandlung neben den bösen Bakterien auch die guten vernichtet werden.

Blasenentzündung nach dem Sex

Größtenteils entstehen Harnwegsinfekte durch Verschleppung der Vaginal- und Darmbakterien in die Harnröhre. Von dort gelangen sie leicht in die Harnblase, wo sie einen angenehmen Bereich in der Schleimhaut finden, sich vermehren und sich in Form eines Biofilms schützen. Beim Geschlechtsverkehr ist der Intimbereich sehr in Bewegung und die Bakterien, die eigentlich nicht dorthin gehören, haben es leicht, durch die kurze Harnröhre in die Harnblase zu gelangen. Damit das in Zukunft nicht mehr passiert, hier ein paar Tipps.

Wie Sie einer Blasenentzündung nach dem Sex vorbeugen:

- Achten Sie im Vorfeld auf ein pH-neutrales Scheidenmilieu, indem Sie auf reizende oder pH-Wert-zerstörende Waschlotionen verzichten (Seite 108).
- Versuchen Sie, Hautirritationen bei der Scharmhaarrasur (Seite 111) zu vermeiden.
- Ein hohes Risiko besteht bei einem Wechsel zwischen Anal- und Vaginalverkehr, weil dabei zwangsläufig direkt die falsche Keimbesiedelung vom Darm in die Scheide und umgekehrt verbracht wird. Der Penis des Mannes fungiert dabei als »Bakterien-Taxi«.
- Dasselbe gilt für Hände, Mund, Spielzeug usw.: Nachdem sie in Kontakt mit der Analregion waren, sollten sie nicht mehr in die Nähe der Harnröhre gelangen, weil sonst mit einer Verschleppung der Darmbakterien zu rechnen ist.
- Bei jedem neuen Sexualpartner, jeder neuen Sexualpartnerin, kommt Ihr eigenes System in Kontakt mit fremden Keimen. Das kann zu Entzündungsreaktionen führen.
- Wenn Sie unter Scheidentrockenheit leiden, verwenden Sie ein Gleitgel oder ein geeignetes Öl, z. B. ein hypoallergenes Öl wie Kokosöl oder Mandelöl, damit es im Intimbereich nicht zu Rissen oder Mikroverletzungen kommt, die das Risiko für eine Entzündung stark erhöhen.
- Der altbekannte Tipp, nach dem Sex »Wasser zu lassen« gilt nach wie vor, denn wenn Bakterien durch oder beim Sex in die Harnröhre und die Blase gelangen, werden sie leichter herausgespült, bevor sie es sich »gemütlich« machen können.
- Was die oft empfohlene Verwendung von Kondomen anbetrifft, wird neben der Verhütung darauf hingewiesen, dass diese das Risiko eines Harnwegsinfektes verringern können, da die Frau dadurch weniger in Kontakt mit den Bakterien des Mannes kommt. Auf der anderen Seite können aber auch Kondome unerwünschte Reaktionen hervorrufen, beispielsweise eine Latexallergie oder eine Unverträglichkeitsreaktion auf andere Inhaltsstoffe des Kondoms.
- Und noch ein ganz allgemeiner Tipp, immer und natürlich auch beim Sex auf Ihr Bauchgefühl zu achten. Wenn sich etwas nicht gut anfühlt, dann ist es auch nicht gut für Sie!

Untersuchungsmethoden

Nun soll es darum gehen, wie festgestellt werden kann, welche Blasenbeschwerden genau bei Ihnen vorliegen. Dazu dienen ein Selbsttest und/oder ärztliche Untersuchungen.

Im Grunde können Sie durch Selbstbeobachtung schon ziemlich genau feststellen, wo der Hase im Pfeffer liegt bzw. was die Schwachpunkte Ihrer Blase sind. Dabei hilft Ihnen der einfache Selbsttest. Dennoch kann es sinnvoll oder oft auch nötig sein, medizinischen Rat einzuholen. Denn auch wenn Östrogenmangel, Beckenbodenschwäche, Stress und Co. die häufigsten Ursachen für Harninkontinenz bei uns Frauen sind, können eben auch andere Ursachen dahinterstecken. Im Falle von häufigen Blasenentzündungen, die auch immer wieder einen Antibiotikaeinsatz erfordern, geht es ohnehin nicht ohne Ärzt*in. Wenn sich bei Ihnen in der Nähe eine urotherapeutische Praxis befindet, könnte auch diese zunächst eine gute Anlaufstelle bei allen Blasenproblemen sein. Wie viel medizinische Kompetenz und gegebenenfalls auch technische Diagnoseverfahren für Sie stimmig sind, können Sie nur selbst entscheiden. Um Ihnen eine fundierte Einschätzung zu ermöglichen, stelle ich Ihnen hier die gängigen Untersuchungsverfahren vor.

Fragen und hilfreiche Übungen

Einen ersten Hinweis, um welche Blasenproblematik es sich handeln könnte, gibt Ihnen der Selbsttest »Was hat meine Blase?«.

Wie wichtig der Beckenboden für die Blasenfunktion ist, wurde schon mehrfach betont. Und an dieser Stelle möchte ich Ihnen einige einfache Übungen an die Hand geben, mit denen Sie die Stärke und Funktionalität Ihres Beckenbodens selbst beurteilen können.

Wie fit ist Ihr Beckenboden?

- Setzen oder legen Sie sich bequem hin und entspannen Sie Ihre Muskeln.
- Stellen Sie sich vor, dass Sie die Muskeln um Ihre Vagina und Ihren Anus nach innen ziehen. Sie können sich vorstellen, mit Ihrem Anus ein feines Tuch aufzunehmen und nach innen bzw. einzuziehen, so als würden Sie versuchen, etwas in Ihnen zu halten.
- Konzentrieren Sie sich darauf, die Muskeln sanft nach oben zu ziehen, ohne dabei die Gesäßmuskeln anzuspannen.
- Halten Sie diese Spannung für ca. 5–10 Sekunden, entspannen Sie sich dann für 5 Sekunden.
- Wiederholen Sie diese Anspannungs- und Entspannungszyklen insgesamt 10-mal.

Auswertung: Wie leicht, schwer oder gar unmöglich war diese Übung für Sie?

Wenn es Ihnen leichtfiel, die genannten Muskeln gezielt anzusteuern und sowohl die Anspannung als auch die Entspannung mehrere Male problemlos möglich war, spricht dies für eine gute Funktionalität Ihres Beckenbodens.

Oft ist es jedoch so, dass uns entweder das Gefühl dafür, wo genau der Beckenboden eigentlich sitzt, fehlt, was Sie daran merken, dass Sie z. B. den Po mit anspannen oder den Eindruck haben, Sie merken gar nicht so richtig, ob Sie den Beckenboden gerade anspannen oder nicht. Was auch sein kann, ist, dass entweder die Anspannung oder die Entspannung nicht so recht gelingen will. Wenn Ihr Fazit also lautet, »naja, so richtig funktioniert hat es nicht«, dann wissen Sie jetzt, dass Ihre Inkontinenz- oder Reizblasenproblematik zumindest zum Teil am nicht mehr ganz so fitten Beckenboden liegen könnte und dass die Beckenbodenübungen im Buch (Seite 98) bzw. ein professionelles Beckenbodentraining auf jeden Fall hilfreich für Sie sind.

Aber vielleicht war das Testsetting auch nicht das richtige für Sie? Ich beschreibe hier noch weitere einfache Spürübungen für den Beckenboden. Wenn Sie mögen, probieren Sie diese gern aus. Sie können einerseits dazu dienen, die Beckenbodenfunktion zu testen, aber helfen, regelmäßig durchgeführt, auch dabei, wieder eine bewusste Kontrolle über die Beckenbodenmuskulatur zu entwickeln. Die Methode, den Beckenboden testen zu wollen, indem man den Urinstrahl beim Wasserlassen unterbricht, wird zwar oft verwendet, ist aber absolut nicht gesund.

Beckenbodenentspannung:

- Setzen oder legen Sie sich bequem hin.
- Entspannen Sie die Muskeln um Ihre Vagina und um Ihren Anus, so als wür-

Selbsttest: Was hat meine Blase?

Welche Beschwerden haben Sie?		Bitte ankreuzen	Mögliche Ursachen
Häufiges Urinieren	Achten Sie darauf, wie oft Sie zur Toilette gehen müssen, um Wasser zu lassen. Hat sich die Häufigkeit Ihrer Toilettengänge stark erhöht? Haben Sie auf einmal vermehrten Harndrang, obwohl sich sonst (z. B. die Trinkmenge) nichts geändert hat?	○	Dies könnte auf eine Blasenentzündung oder eine Reizblase hindeuten.
Brennen oder Schmerzen beim Urinieren	Wenn Sie beim Urinieren ein Brennen oder sogar Schmerzen verspüren ...	○	... deutet dies auf eine Infektion hin.
Unwillkürlicher Harnverlust	Beobachten Sie, ob es Momente gibt, in denen Sie ungewollt Urin verlieren, manchmal nur wenige Tropfen, insbesondere beim Husten, Niesen oder Lachen.	○	Solcher unwillkürlicher Harnverlust könnte ein Hinweis auf eine Belastungsinkontinenz sein.
Blut im Urin	Überprüfen Sie den Urin auf sichtbares Blut. Der Urin ist dann rötlich oder rot-bräunlich verfärbt.	○	Blut im Urin kann auf verschiedene Blasenprobleme hinweisen und erfordert immer eine sofortige ärztliche Untersuchung.
Dringender Harndrang	Bemerken Sie bei sich ein plötzliches Auftreten von drängendem Harndrang, selbst dann, wenn die Harnblase eigentlich nicht gefüllt sein sollte, z. B. kurz nach dem Urinieren?	○	Dann kann dies auf eine überaktive Harnblase im Sinne einer Reizblase hindeuten.

den Sie sie diese sanft nach unten sinken lassen.
- Achten Sie darauf, dass Sie dabei die Gesäßmuskeln nicht anspannen.

Ist es Ihnen möglich, diesen Bereich bewusst zu entspannen? Was nehmen Sie wahr? Was spüren Sie?

Ertasten der Beckenbodenaktivität: Wenn Sie beim ersten Test Schwierigkeiten hatten, überhaupt etwas wahrzunehmen, kann es helfen, mit Ihrer Hand bzw. einem Finger zu tasten.
- Legen Sie sich bequem hin, Sie tragen dabei untenherum keine Kleidung. Sorgen Sie für eine warme und weiche Unterlage und decken Sie sich gegebenenfalls leicht mit einer Decke zu.
- Verwenden Sie Ihre Hand bzw. einen Finger, um den Bereich zwischen Vagina und Anus zu spüren. Sie können auch einen Finger in die Scheide einführen.
- Konzentrieren Sie sich dann darauf, die Beckenbodenmuskeln bewusst anzuspannen und dann bewusst zu entspannen.
- Nun spüren Sie wahrscheinlich deutlicher, wie sich Ihre Muskeln zusammenziehen und wieder lockern.

Diese Übung kann Ihnen helfen, bewusster mit Ihren Beckenbodenmuskeln umzugehen.

Atemfokussierte Übungen:
- Achten Sie auf Ihre Atmung während der Beckenbodenübungen.
- Atmen Sie tief in den Bauch ein und entspannen Sie den Beckenboden.
- Beim Ausatmen ziehen Sie die Muskeln um Ihre Vagina und den Anus leicht nach oben.
- Koordinieren Sie Ihre Atmung mit der Beckenbodenanspannung und -entspannung.

Und wieder die Frage an Sie: Wie war das? Konnten Sie die Übung gut umsetzen? Was verspürten Sie? Wenn der Atem eine gute Hilfe zur Wahrnehmung für Sie ist, nutzen sie ihn gern auch weiterhin gezielt bei Ihrem Beckenbodentraining.

Medizinische Expert*innen

Bei krankhaften Veränderungen im Bereich der Harnblase kann ein Arztbesuch notwendig sein, um mit diagnostischen Untersuchungsmöglichkeiten und im Beratungsgespräch den Grund der Veränderungen erkennen zu können und eine Behandlungsstrategie zu entwerfen. Es besteht die Möglichkeit, Ärzt*innen aus den Fachgebieten Gynäkologie, Neurogynäkologie und Urologie aufzusuchen. Dabei kann auch das Hinzuziehen von Urotherapeut*innen (Seite 44) hilfreich sein, wenn es dieses Angebot in Ihrer Nähe gibt. Diese bieten konkrete, praktische Unterstützung bei der Behandlung an, was den

Behandlungserfolg verbessern kann. Urotherapeut*innen können Sie z. B. bei der Durchführung eines Blasentrainings unterstützen. In größeren Städten gibt es des Weiteren sogenannte Beckenbodenzentren, dort sind die oben genannten Fachgebiete unter einem Dach vereint, im interdisziplinären Team werden Untersuchungen durchgeführt und ein individueller Behandlungsplan erstellt.

Untersuchung und ärztliches Gespräch

In der Regel gestaltet sich der Arztbesuch so, dass nach einer Anamnese (Erfragung Ihrer Krankheitsgeschichte bisher) eine gynäkologische Untersuchung erfolgt, hier kann beispielsweise bereits festgestellt werden, ob sich Gebärmutter oder Blase gesenkt haben und wie die Beschaffenheit der Beckenbodenmuskulatur ist. Es folgt dann meist eine Ultraschalluntersuchung sowie eine Untersuchung des Urins.

Wenn Sie zum Arzt gehen wollen bzw. müssen, bereiten Sie sich gern darauf vor, indem Sie Ihre Fragen notieren und sich auch zur Vorgeschichte Notizen machen: Wann hatten Sie welche Erkrankungen, eventuell OPs, welche Medikamente nehmen Sie aktuell oder haben Sie schon genommen? Leiden Sie unter Allergien? Wenn Sie aufgrund von Inkontinenz ärztlichen Rat suchen, kann es sinnvoll sein, schon im Vorfeld ein Miktionstagebuch zu führen.

Ein Miktionstagebuch führen

Ein Miktionstagebuch zu führen, ist ein erster Schritt, um Ihrer Blasenproblematik auf die Spur zu kommen und dient auch als ein wichtiges Hilfsmittel bei der ärztlichen Diagnostik. Zudem ist so ein Blasentagebuch unabdingbarer Bestandteil eines Blasentrainings, das immer dann sinnvoll ist, wenn Sie unter Dranginkontinenz und/oder einer Reizblase leiden. Verwenden Sie gern die Kopiervorlage für Ihr Miktionstagebuch (Seite 72).

Datum: Verwenden Sie für jeden Tag ein eigenes Blatt und notieren oben das Datum.

Uhrzeit: Notieren Sie für alle Einträge in der linken Spalte die Uhrzeit. So lassen sich sehr gut mögliche Zusammenhänge erkennen.

Flüssigkeitsaufnahme: Schreiben Sie auf, welche Flüssigkeiten Sie zu sich nehmen. Das sind alle Getränke, aber auch Brühe oder Suppe. Notieren Sie auch die Menge in ml. Am besten messen Sie einmal aus, welche Mengen in Ihre üblichen Becher, Tassen, Gläser und Suppenteller passen.

Toilettengang: Für jeden Toilettengang notieren Sie die Uhrzeit, die Menge des ausgeschiedenen Urins in ml (verwenden Sie einen Messbecher), die Stärke des Harndrangs (schwach, mittel, stark), ob es unfreiwilligen Harnverlust gab, wenn ja, war es eher wenig oder eher viel. Zusätzlich notieren Sie bitte, ob Sie beim Urinieren Schmerzen oder andere Beschwerden hatten.

Medikamente: Auch verschiedene Medikamente können sich auf die Blasenfunktion auswirken. Daher notieren Sie bitte, wann Sie was eingenommen haben.

Weitere Informationen: In der letzten Spalte können Sie zusätzliche Bemerkungen eintragen, wie körperliche Aktivität, Stress, Ihr emotionales Befinden oder besondere Ereignisse in dieser Zeit.

Das Miktionstagebuch sollte mindestens für 3 Tage über 24 Stunden, also inklusive der Nacht, geführt werden. Aber länger als 7 Tage muss es nicht sein. Dabei sollte es sich um aufeinanderfolgende Tage und Nächte handeln. Diese ausgefüllten Miktionsprotokolle nehmen Sie zum ärztlichen Gespräch mit bzw. verwenden Sie im Rahmen Ihres Blasentrainings.

Blasenspiegelung

Sollten weitere Untersuchungen notwendig sein, wäre das z. B. eine Blasenspiegelung, auch Zystoskopie genannt. Dies ist ein diagnostisches Verfahren, bei dem ein dünnes, beleuchtetes Instrument (Zystoskop) durch die Harnröhre in die Blase eingeführt wird, um die Harnröhre, die Blasenwand und das gesamte Innere der Harnblase zu inspizieren. Eine Blasenspiegelung (Zystoskopie) dauert nur einige Minuten und kann ambulant und ohne Narkose, meistens mit einem lokalen Betäubungsmittel in Form eines Gels, erfolgen. Dabei liegen Sie auf einem Untersuchungsstuhl, ähnlich wie bei einer gynäkologischen Untersuchung. Diese Situation kann natürlich als unangenehm erlebt werden. Sicherlich werden Sie dabei unterstützt, sich zu entspannen.
Und meist dann, wenn man das Gefühl hat, jetzt wird es aber zu unangenehm, ist es schon vorbei. Sinnvoll ist es, sich nach der Blasenspiegelung Ruhe zu gönnen und ausreichend zu trinken. Manchmal sind kleine Blutfäden im Urin zu sehen, die Folge von Mikroverletzungen der empfindlichen Schleimhaut sind.

Urodynamik

Bei ausgeprägter Harninkontinenz kann eine sogenannte urodynamische Untersuchung, bei der die Druckverhältnisse im Bauch und der Blase genau bestimmt werden, sinnvoll sein. So ist eine bessere Diagnostik über die Art und die Schwere möglich. Diese Urodynamik dient dazu, die Funktion der ableitenden Harnwege zu untersuchen, um zu erfahren, welche Inkontinenzform vorliegt.

Folgende Untersuchungen können dazu durchgeführt werden:

- Blasendruckmessung
- Harnstrahlmessung
- Harnröhrendruckprofil

Miktionstagebuch

Datum:

Uhrzeit	Trinkmenge und Getränk	Toilettengang						Eventuelle Medikamenten-einnahme	Weitere Informationen: Stress? Körperliche Aktivität? Emotionen? Sonstige Anmerkungen?
		Urinmenge	Wie stark war der Harndrang (kaum, mittel oder stark)?	Gab es unfreiwilligen Harnverlust?			Hatten Sie Schmerzen oder Beschwerden beim Urinieren?		
				nein	wenig	viel			
7:00	*200 ml Kaffee*								
8:00		*150 ml*	*mittel*	*X*			*nein*		
9:30	*250 ml Orangensaft*								
9:40		*100 ml*	*stark*		*X*		*nein*		

Mit diesen Untersuchungen lässt sich feststellen, ob die unwillkürlich gesteuerten Harnblasenmuskeln so arbeiten, wie sie sollen. Diese auch Detrusor genannten Muskeln ziehen sich zusammen, wenn die Blase eine bestimmte Füllmenge erreicht hat und leiten so das Wasserlassen ein. Zudem muss überprüft werden, ob der Harnblasenschließmuskel, der dafür verantwortlich ist, die Blase während der Speicherungsphase dicht zu halten, seinen Job richtig macht.

Diese Untersuchungen finden in der Regel in einer gynäkologischen oder urologischen Praxis oder in einem Beckenbodenzentrum statt. Eine besondere Vorbereitung ist hierfür nicht notwendig. Sie müssen nicht nüchtern sein und erhalten vorab eine entsprechende Beratung und Aufklärung. Die urodynamische Untersuchung wird auf einem speziellen Untersuchungsstuhl durchgeführt. Das begleitende Fachpersonal wird dafür sorgen, dass Sie sich entspannen und Ihnen die einzelnen Schritte erklären und ansagen. Diese Untersuchungen dauern nur wenige Minuten und können ambulant erfolgen.

Blasendruckmessung

Die Blasendruckmessung (Zystometrie, Zystomanometrie) testet die Funktion des Detrusors, während sich die Harnblase füllt und Urin speichert. Denn ein erhöhter Blasendruck während der Auffüllphase kann zu ungewolltem Urinverlust führen und ein verminderter Druck bei der Entleerungsphase der Blase zu einer Harnentleerungsstörung. Bei der Messung der Blasenfunktion wird daher eine bestehende unkontrollierte Aktivität des Blasenmuskels aufgezeichnet. Dazu wird die Blase abhängig von den Symptomen über einen Messkatheter mit unterschiedlicher Füllgeschwindigkeit (langsam, mittel, schnell) aufgefüllt.

Sie müssen dazu angeben, ab wann Sie einen Harndrang verspüren, wodurch auch das Füllungsvermögen der Harnblase beurteilt werden kann. Zwischendurch werden Sie gebeten zu husten, um einen eventuellen Urinverlust zu provozieren. Wenn die Blase vollständig gefüllt ist, werden Sie gebeten, wasserzulassen. Der Druck im Bauchraum wird über eine Enddarmsonde erfasst. Eine gleichzeitige Röntgenuntersuchung von Harnblase und Harnröhre während des Wasserlassens (Videourodynamik) kann weitere Daten liefern.

Harnstrahlmessung

Die Harnstrahlmessung (Uroflowmetrie, Harnflussmessung) kann im Rahmen der Urodynamik erfolgen, beispielsweise im Anschluss an die Blasendruckmessung. Sie kann aber auch als separate Untersuchung ohne Blasendruckmessung erfolgen. Bei dieser Untersuchung werden Sie aufgefordert, ganz viel zu trinken, bis ein deutlicher Harndrang zu verspüren ist.

Dann werden Sie gebeten, auf eine Spezialtoilette zu gehen, um in den Messtrichter des Uroflow-Geräts zu urinieren, das den Harnstrahlverlauf misst und als Kurve auf einem Computer im Nebenraum angezeigt wird. Es wird der Harnstrahlverlauf während des Wasserlassens gemessen (ml Urin pro Sekunde), vielleicht ist dieser abgeschwächt und findet mit Unterbrechungen statt. Weitere Parameter werden dabei ebenfalls erhoben, wie beispielsweise die Zeitdauer des Wasserlassens.

All das sagt etwas über den Druck in der Blase und den Widerstand in der Harnröhre während dieses Vorgangs aus und kann Hinweise für eine mögliche Erkrankung geben.

Harnröhrendruckprofil

Ein Harnröhrendruckprofil kann sinnvoll sein, wenn bei Ihnen eine Belastungsinkontinenz vorliegen könnte. Denn es zeigt an, bis zu welchem Druck Ihre Blase es schafft, dicht zu halten. Es wird in Ruhe gemessen und wenn Sie einen hohen Druck durch Husten aufbauen. Für die Druckmessung wird ein dünner Messkatheter durch die Harnröhre in die Blase eingeführt. Damit dieser Vorgang möglichst schmerzfrei ist, wird zuvor ein betäubendes Gel in die Harnröhre gegeben. Bei dieser Untersuchung sitzen Sie mit einer zuvor entleerten Blase auf einem speziellen Untersuchungsstuhl (ähnlich wie bei der Frauenärztin). Der dünne Katheter ist mit einem Messgerät verbunden, das die Druckwerte aufzeichnet, während Sie bestimmte Aktionen ausführen, wie z. B. Wasserlassen oder Husten, um die Reaktion der Harnröhre dabei zu beobachten.

Diese Untersuchung dient der Diagnostik, wenn es um bestimmt Blasenfunktionsstörungen geht oder Harnröhrenprobleme zu beurteilen sind:

- Beispielsweise bei einer Harninkontinenz als weiterführende Diagnostik, wenn es bereits bei anderen Tests, wie der urodynamischen Untersuchung, Hinweise auf Probleme mit dem Harnröhrenverschluss oder der Blasenfunktion gegeben hat.
- Auch bei einer Blasenauslassobstruktion kann diese Untersuchung sinnvoll sein, also wenn es Anzeichen für eine Blockade oder Verengung der Harnröhre gibt, die den normalen Harnfluss beeinträchtigen könnte.
- Oder vor bestimmten chirurgischen Eingriffen an der Harnblase oder Harnröhre, um die Funktion dieser Bereiche zu beurteilen.
- Auch bei wiederkehrenden Harnwegsinfekten kann ein Harnröhrendruckprofil helfen, die Ursache zu klären.
- Falls es erforderlich sein sollte, einen Blasenschrittmacher einzusetzen, der die Nervenstimulation in der Blase reguliert, ist diese Untersuchung ebenfalls angezeigt.

Bildgebende Verfahren

Auch die Blase kann durch bildgebende Verfahren im Detail dargestellt werden, was jedoch nur dann nötig und sinnvoll ist, wenn Anzeichen für mögliche strukturelle Veränderungen der Blase vorliegen. Die häufigsten bildgebenden Methoden sind dann die Computertomografie (CT) und die Magnetresonanztomografie (MRT). Besteht z.B. der Verdacht auf Blasensteine, hilft ein CT, diese sichtbar zu machen, da es eine detaillierte Darstellung der Blase und der umgebenden Strukturen ermöglicht.

Bei Tumoren oder unerklärbaren Veränderungen in der Blase ist ein MRT nützlich, um noch genauer die strukturellen Veränderungen in der Blase und den umliegenden Geweben zu identifizieren. Dabei werden Bilder ohne die Verwendung von ionisierender Strahlung (Röntgen) erstellt. Ein MRT dient außerdem zur Beurteilung von Harnröhrenproblemen, wie Engstellen, und zur Evaluierung von Blasenfunktionsstörungen.

MRT oder CT können die bei einer zuvor durchgeführten urologischen Untersuchung festgestellte Dysfunktion der Harnblase erklären und beweisen. Dazu zählen Speicherprobleme, Entleerungsschwierigkeiten, unkoordinierte Blasenkontraktionen sowie neurogene Blasenfunktionsstörungen aufgrund von Nervenschäden, welche die Kommunikation zwischen Gehirn und Harnblase beeinträchtigen.

Zur Kontrolle nach blasenchirurgischen Operationen kann ein CT oder ein MRT erforderlich sein, um den Erfolg der Maßnahme zu überprüfen. Es ist wichtig darüber zu informieren, dass CT-Untersuchungen ionisierende Strahlung verwenden, während eine MRT-Untersuchung auf Magnetfeldern und Radiowellen basiert. Die Entscheidung zwischen CT und MRT hängt daher auch davon ab, ob Sie gerade schwanger sind, Allergien gegen Kontrastmittel haben oder andere individuelle gesundheitliche Aspekte zu berücksichtigen sind.

Was man am Urin erkennen kann

Beim Urin handelt es sich um ein Ausscheidungs- bzw. Endprodukt, das der Körper loswerden möchte. Der Urin wird über die Harnleiter, die von der Niere abgehen, in die Blase geleitet, um dann während des Wasserlassens (Miktion) ausgeschieden zu werden. Dieser Ausscheidungsvorgang ist bei einem gesunden Harnableitesystem ein willentlich eingeleiteter und schmerzfrei ablaufender Vorgang.

Bestandteile von Urin:
- 95 % Wasser
- 5 % wasserlösliche Stoffwechselendprodukte, wie Harnstoff, Kreatinin, Ammoniak und Harnsäure
- überschüssige Ionen wie Natrium, Kalium, Wasserstoff und Kalzium

- Medikamentenabbauprodukte (Metaboliten) und Umweltschadstoffe. Das können z. B. Benzodiazepine, Opiate, Schmerzmittel, Antidepressiva, Antibiotika, Schwermetalle, wie Blei, Quecksilber oder Cadmium, Phthalate aus Chemikalien und Kunststoffen, Pestizide und Herbizide aus Rückständen der Landwirtschaft sowie Bestandteile wie Cannabinoide, Amphetamine und Methamphetamine aufgrund von Drogenmissbrauch sein.
- Dabei ist zu beachten, dass der Nachweis von Substanzen im Urin nicht immer auf die aktuelle Exposition hinweist. Einige Metaboliten können längere Zeit im Körper verbeiben, auch wenn die ursprüngliche Substanz nicht mehr aktiv ist. Daher kann ein positiver Urinbefund allein nicht immer genau den Zeitpunkt oder die Intensität widerspiegeln.

Urin als Gesundheitsindikator

Um sicherzugehen, dass Sie ausreichend trinken, werfen Sie einmal einen Blick auf Ihren Urin. Falls Sie ein Miktionsta-

Urin als Heilmittel?

Auf die Frage, ob man Urin trinken kann, muss die korrekte Antwort »Ja« lauten. Es ist nur fraglich, wie sinnvoll das sein kann, die eigenen Ausscheidungen wieder zu sich zu nehmen und wie eklig man es findet. Ich erwähne es hier auch nur der Vollständigkeit halber. Denn dazu kursieren sehr unterschiedliche Meinungen.

Es gibt Menschen, die den »Morgen-Mittelstrahl«-Urin für ein Gesundheitselixier halten und manche Prominente berichten davon, ihren Tag mit einer Eigenurinbehandlung zu beginnen.

Im Internet findet man dazu Foren und einige positive Eigenurin-Erfahrungsberichte wurden als Bücher herausgegeben. Dieser Eigenurinbehandlung werden alle möglichen Gesundheitseffekte zugeschrieben. Wissenschaftliche Beweis gibt es dafür meines Wissens nicht. Grundsätzlich ist Urin an sich nicht schädlich; wenn er aber einen erhöhten Salzanteil oder eben Medikamentenabbauprodukte oder Rückstände von wasserlöslichen Umweltgiften etc. enthält, ist die Wiederaufnahme vermutlich nicht sehr sinnvoll. Die rein äußerliche Anwendung erscheint mir da noch nachvollziehbarer, denn der enthaltene Harnstoff ist ein hervorragendes Feuchtigkeitsmittel bei trockener Haut, weshalb in entsprechenden Cremes und Lotionen oft Urea, also Harnstoff, enthalten ist.

Was Sie an der Farbe des Urins erkennen können

Farbe des Urins	Bedeutung
farblos bis hellgelb	normale Urinfarbe
dunkelgelb bis orange	Konzentrierter Urin, der auf eine mangelhafte Flüssigkeitszufuhr hindeutet.
orange	Eine orange bis braune Verfärbung des Urins könnte auch auf Leber- oder Gallenprobleme hindeuten, denn der Gallenfarbstoff Bilirubin verfärbt den Urin entsprechend.
rötlich	Ist der Urin rötlich, sollte an Blut im Urin gedacht werden. Blut im Urin kann ein Hinweis auf einen Infekt oder eine Erkrankung der Nieren oder der Blase sein. Auch Mikroverletzungen können zu Blut im Urin führen.
grün, neongelb	Einige Medikamente oder Nahrungsergänzungsmittel können den Urin verfärben, bei Vitamin-B_{12}-Einnahme kann er z. B. neongelb erscheinen.

gebuch führen, werden Sie den Urin zum Abmessen der Menge ohnehin in einem Messbecher auffangen. Es bietet sich also an, den Urin dann in einem sauberen durchsichtigen Gefäß einmal genauer anzuschauen. Der Urin sollte eine hellgelbe Farbe haben und klar erscheinen sowie keinen unangenehmen Geruch haben.

Den eigenen Urin kann man auch als Gesundheitsindikator ansehen, denn Veränderungen seiner Farbe, seiner Konsistenz und seines Geruchs können Hinweise auf eine Erkrankung oder eine Entzündung geben, z. B. eine Blasenentzündung oder die Zuckerkrankheit (Diabetes mellitus).

Auch mögliche Beschwerden beim Urinieren oder Ihre allgemeine Befindlichkeit können Hinweise für ein Infektionsgeschehen sein. Wenn Sie häufig von Blasenentzündungen geplagt sind, werden Ihnen die ersten Anzeichen, wie leichtes Brennen beim Wasserlassen, vermutlich sofort auffallen. Achten Sie auch auf Infektionszeichen wie unerklärliche Müdigkeit oder Abgeschlagenheit.

Nicht jeder leicht rötliche Urin ist gefährlich: Wenn Sie gerade Ihre Tage haben, stammt die Blutbeimengung aus der Scheide. Und wenn Sie Rote Bete gegessen haben, erhält der Urin dadurch einen eher rötlich-violetten Farbton.

Wussten Sie, dass es im Mittelalter den Beruf des »Urinbeschauers« gab? Auf Jahrmärkten bot dieser regelmäßig seine Dienste an und versprach den Leuten, anhand ihres Urins Krankheiten voraussagen zu können, dabei spielten Farbe, Geruch und Geschmack eine tragende Rolle. Aussehen und Geruch sind auch heute noch wichtige Parameter für Urolog*innen, die zusätzlich noch Urinteststreifen zur schnellen Vorab-Diagnostik einsetzen können. Bei der Testung mit einem Urinteststreifen wird der Eiweißgehalt angezeigt, wenn eine Niereninsuffizienz vorliegt. Auch ein erhöhter Blutzuckergehalt kann im Urin nachgewiesen werden.

Was der Geruch des Urins aussagt

- Riecht der Urin süßlich und verströmt einen Apfelgeruch, kann dies ein Hinweis auf Zucker im Urin und damit auf Diabetes mellitus sein, was übrigens »honigsüßer Durchfluss« heißt und früher tatsächlich per Geschmacksprobe des Urins festgestellt wurde.
- Scharfer, beißender Ammoniakgeruch ist ein Hinweis auf Harnwegsinfektionen.
- Alkoholischer Geruch weist, wie unschwer zu vermuten ist, auf eine hohe Konzentration von konsumierten alkoholischen Getränken hin.
- Fischiger Geruch ist ein Hinweis auf eine Infektion im Genitalbereich, wie z. B. Harnwegsinfekte, Blasenentzündungen und Geschlechtskrankheiten.

Spargel-Pipi

Es gibt aber auch harmlose Geruchsnoten des Urins. Sehr markant ist der Geruch, den der Urin annimmt, wenn wir Spargel verzehrt haben. Grund hierfür ist die Asparaginsäure aus dem Spargel, die

Alarmsignal fauliger Uringeruch

Dieser deutet unter Umständen auf einen Zellzerfall in den ableitenden Harnwegen hin, was wiederum ein Hinweis auf Blasenkrebs sein kann. Lassen Sie sich bei einem fauligen Uringeruch zeitnah untersuchen. Die besten Chancen auf eine Heilung bei Blasenkrebs bestehen beim frühzeitigen Erkennen. Blasentumoren zählen zu den fünfthäufigsten Krebserkrankungen, je früher diagnostiziert wird, umso besser die Aussicht auf Heilung. Eine neue Möglichkeit, um Blasenkrebs frühzeitig am Geruch zu erkennen, wird gerade mit dem fantastischen Geruchssinn von Hunden entwickelt. Die feine Hundenase ist in der Lage, den spezifischen Uringeruch bei Blasenkrebs von normalem Uringeruch zu unterscheiden. Zurzeit liegt die Trefferquote mit 41 % in den Untersuchungen noch nicht hoch genug. Britische Forscher arbeiten aktuell daran, einen zuverlässigen Schnüffeltest zu entwickeln.

an sich geruchlos ist. Sie wird erst durch den Abbau in schwefelhaltige Stoffe umgewandelt, wofür ein spezielles Enzym vorhanden sein muss; nicht jeder von uns ist von Geburt an mit diesem Enzym ausgestattet. Daher scheiden einige Menschen kein Spargel-Pipi aus. Außerdem gibt es Menschen, die diesen Geruch nicht wahrnehmen können, da ihnen ein Gen hierfür fehlt, diese haben eine spezifische Anosmie, ein Nichtriechen. Wichtig ist, dass der unangenehme Geruch des Urins harmlos ist und kein Hinweis auf Krankheiten oder Entzündungen gibt.

Im Gegenteil, Spargel ist ein sehr gesundes Gemüse mit vielen Ballaststoffen, Eisen, Vitaminen und Kalzium. Spargel gilt als gutes Mittel gegen Verstopfung und stärkt Herz und Kreislauf! Außerdem wirkt er entwässernd und kann somit hilfreich bei einer Blasenentzündung sein.

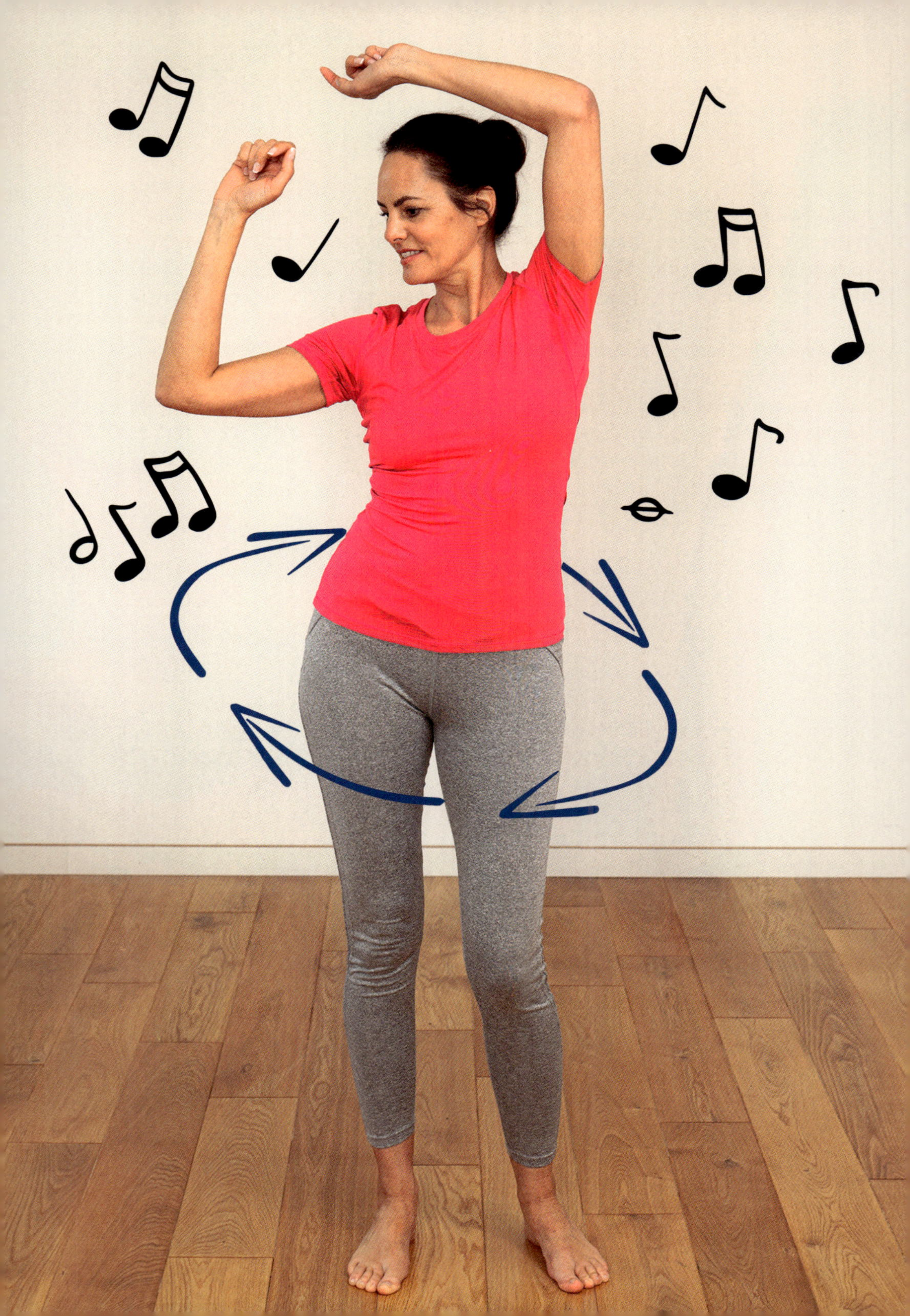

Sie und Ihre Blase – ein gutes Team

Es lohnt sich, sich mit der Blase »anzufreunden« und ihre Bedürfnisse zu kennen. Oft reichen schon wenige Maßnahmen, um sie wieder ins Lot zu bringen. Und es darf Spaß machen! Zum Beispiel frei tanzen: Das vertreibt Stress und Verspannungen und macht gute Laune!

Die Blase stärken

Stress hat einen negativen Einfluss auf die Blasenfunktion, weshalb Entspannungstechniken bei Blasenproblemen Sinn machen. Wenn Sie sich entspannen, entspannt sich auch die Blase.

Anders als z. B. unsere Leber, die einfach immer arbeitet, egal wie es uns psychisch geht, ist unsere Blase sehr eng mit unserem Befinden verknüpft. Wie wir im Laufe des Buches gesehen haben, wirkt es sich direkt auf die Blasenfunktion aus, wenn wir gestresst sind. Und wir wissen jetzt auch, warum: Die beiden Gegenspieler des autonomen Nervensystems, der Stressnerv Sympathikus und der Ruhenerv Parasympathikus, innervieren auch die Blase. Sie regulieren die Blasenfunktion, nehmen wahr, wie es der Blase geht und teilen ihr mit, wie es uns gerade geht. Die Blase ist also immer bestens im Bilde. Neben dieser nervlichen Anspannung oder Entspannung wirkt sich natürlich auch die muskuläre Verkrampfung, unter der viele Menschen in der heutigen Zeit leiden, auf die Blase aus. Anhaltender Stress ist also doppelt schädlich für unsere Blase.

Um Stress abzuschütteln, gibt es zwei Wege: Bewegung und Entspannung. Idealerweise nutzen Sie beide Wege und sorgen in Ihrem Alltag sowohl für ausreichend Bewegung an der frischen Luft als auch für regenerierende Entspannungsphasen. Wie schon beschrieben, springt unser Stressnerv von selbst an. In einer Welt der beständigen Reizüberflutung und Beschleunigung ist der Sympathikus daher daueraktiv und übermächtig, was nicht nur zur Reizblasensymptomatik führen kann, sondern uns langfristig körperlich und psychisch auslaugt. Damit Körper und Psyche gesund bleiben bzw. werden können, müssen Sympathikus und Parasympathikus im Gleichgewicht sein. Damit unser Ruhenerv zum Zuge kommen und die dringend nötige Regeneration erfolgen kann, brauchen wir Zeiten der Ruhe, Entspannung und Achtsamkeit. Und dafür möchte ich Ihnen hier einige Anregungen geben.

» *Mit regelmäßigen Entspannungs-, Atem- und Achtsamkeitsübungen bringen Sie nicht nur Körper und Seele ins Lot, sondern Sie machen auch Ihre Blase »glücklich«. Und je »glücklicher« (= entspannter) die Blase ist, desto weniger nervt sie mit Harndrang und Inkontinenz.* «

Übung: Zur Entspannung finden

Diese Übung macht sich den Effekt zunutze, dass wir unseren Körper leichter entspannen können, nachdem wir ihn angespannt haben. Dabei werden nach und nach alle Körperregionen erst angespannt und dann entspannt, was am Ende zu einem tiefen Entspannungsgefühl des gesamten Körpers führen kann.

Legen Sie sich für diese Entspannungsübung bequem auf eine Decke oder eine Matte auf dem Boden und decken Sie sich bei Bedarf zu. Sie liegen auf dem Rücken, die Beine sind lang ausgestreckt und die Arme liegen seitlich neben dem Körper.

Nun beginnen Sie, Ihre rechte Hand fest anzuspannen: fest, fester, halten. Dann entspannen, loslassen und die rechte Hand öffnen. Spüren Sie nach, was Sie empfunden haben bei der gezielten Anspannung und wie sich die Entspannung anfühlt.

Nun ist die linke Hand an der Reihe. Gehen Sie genauso vor wie bei der rechten Hand. Auf diese Weise wandern Sie mit Ihrer Aufmerksamkeit durch den Körper und spannen jede Region bewusst an, um sie danach bewusst zu entspannen: über die Arme, die Schultern, das Gesicht bis hinunter zu den Füßen, die Sie als Anspannung fest mit der Ferse in den Boden drücken.

Das Augenmerk liegt dabei auf dem Spüren der Entspannung nach der Anspannung. Diese Übung hilft Ihnen dabei, einerseits Anspannungen im Körper eher zu bemerken und andererseits diese gezielt loszulassen und zu lösen. Wenn Sie mögen, können Sie nach der Übung gern noch ein wenig liegen bleiben und die wohlige Entspannung und Ruhe genießen.

Die Bauchatmung üben

Eine wunderbare Möglichkeit, uns in einen entspannten Zustand zu versetzen, ist unsere Atmung. Wenn wir tief in den Bauch atmen, signalisiert das unserem Gehirn, dass alles gut ist und wir uns entspannen dürfen. Für mehr Entspannung im Alltag sorgen Sie daher bereits, indem

Sie immer wieder einmal bewusst tief in den Bauch atmen. Das bedarf vermutlich anfangs der Übung. Denn leider haben wir uns eher eine flache Atmung in den Brustkorb angewöhnt. Dieser flache, hektisch Atemstil macht uns aber nervös und unruhig.

Sie können die Bauchatmung im Liegen oder Sitzen einüben. Legen Sie sich also entweder auf den Rücken und stellen die Beine an oder setzen Sie sich aufrecht auf einen Stuhl. Atmen Sie nun tief ein bis in den Bauch hinein. Dieser wölbt sich bei der Einatmung nach außen. Wenn Sie eine Hand auf Ihren Bauch legen, spüren Sie besser, wie sich die Bauchdecke anhebt. Wenn Sie so einige Male tief in den Bauch geatmet haben, nehmen Sie das Zählen hinzu. Wenn wir die Ausatmung verlängern, erzielen wir einen zusätzlichen Beruhigungseffekt. Das ist Balsam für unseren Parasympathikus.

Zunächst zählen Sie beim Einatmen auf 4 und beim Ausatmen ebenfalls. Achten Sie darauf, dass Ihre Bauchdecke beim Ausatmen nach innen, Richtung Wirbelsäule zieht. Nach mehreren Atemzügen zählen Sie beim Einatmen weiterhin auf 4 und beim Ausatmen auf 5, nach einer Weile auf 6 usw. Auf diese Weise wird die Ausatmung immer etwas länger. Verlängern Sie die Ausatmung aber nur so weit, wie es Ihnen entspannt möglich ist. Wiederholen Sie diese Übung gern mehrmals oder nehmen sich häufiger im Tagesverlauf Zeit dafür.

Achtsamkeitsübungen

Achtsamkeit hilft uns dabei, unseren Körper, unsere Gedanken und unsere Gefühle wahrzunehmen. Sie bringt uns in den jetzigen Augenblick, wir richten unsere Aufmerksamkeit auf das, was gerade ist, ohne es zu bewerten oder festhalten zu wollen. Um eine achtsame Haltung einzuüben, sind entsprechende Kurse, Anleitungen und Übungen hilfreich. Um Ihnen eine Idee zu geben, worum es bei der Achtsamkeit geht, hier zwei kurze Anleitungen, die Sie gern ausprobieren können.

Gehmeditation

Bei der Gehmeditation gehen Sie sehr langsam und richten Ihre Aufmerksamkeit auf den Bewegungsablauf des Schreitens. Diese Übung kann einen beruhigenden Effekt haben. Sie gehen nirgends hin, Sie haben also kein Ziel, sondern es geht nur darum, das Gehen selbst bewusst und im Detail wahrzunehmen. Achten Sie auf eine langsame, bewusste Atmung. Gehen Sie behutsam und bewusst. Heben Sie langsam Ihren Fuß, Ihr Bein, nehmen Sie den Bewegungsablauf in sich auf, setzten Ihren Fuß sorgsam auf den Boden ab. Dann heben Sie langsam den anderen Fuß usw. Diese Zeitlupenbewegung gibt uns die Möglichkeit, bewusst hinzuspüren, wie fühlt es sich an, wenn der Fuß auf dem Boden aufkommt, wie fühlt es sich an, wenn er abrollt usw. Nehmen Sie sich Zeit, auf diese Weise bewusst zu gehen, nur dieser Vorgang zählt im Moment und ist im Vordergrund. Holen Sie Ihre Gedanken zurück, sollten sich diese wieder mit etwas anderem beschäftigen und fokussieren sich erneut auf das Gehen. Erspüren Sie Ihren Körper, Ihre achtsamen Bewegungen und genießen die Ruhe!

Energieschaukel

Diese Übung hat ihren Ursprung in der Osteopathie und belebt sanft durch das rhythmische Schaukeln unsere Beckenregion. Durch das Wiegen, Schaukeln, Beschleunigen und Abbremsen und die wiederholten Bewegungen wird das gesamte Nervensystem sanft harmonisiert. Zudem stimuliert diese Übung das Gleichgewichtsorgan im Innenohr, verbessert die Blutzirkulation von Beckenboden und Harnblase und stärkt das eigene Körperbewusstsein. Dabei ist die Übung ganz leicht und macht richtig Spaß.

Setzen Sie sich bequem aufrecht auf eine Matte oder Decke auf dem Fußboden, im Schneidersitz, es ist aber auch jede andere lockere Sitzposition möglich, auch auf einem Stuhl. Kommen Sie zur Ruhe und atmen Sie leicht und gelöst ein und aus, schließen Sie nun Ihre Augen.

Beginnen Sie, sanft Ihr Gewicht von einer Seite zur anderen zu bewegen, indem Sie Ihren Oberkörper langsam von einer Seite zur anderen bewegen, von rechts nach links und von links nach rechts. Dabei ruht das Gewicht mal auf der linken, mal auf der rechten Gesäßhälfte. Die Bewegung soll spontan und nach Ihrem Rhythmus erfolgen. So schaukeln Sie immer weiter, hin und her. Diese Übung kann eine gewisse Eigendynamik entwickeln. Wenn es sich gut anfühlt, beschleunigen Sie die Schaukelbewegung, dann werden Sie vielleicht wieder langsamer. Spielen Sie mit diesem rhythmischen Hin und Her und spüren, wie es sich anfühlt. Mit der Zeit können Sie von der Rechts-links-Bewegung zu einer kreisenden Bewegung Ihres Oberkörpers kommen. Lassen Sie zu, was Ihr Körper gerade machen möchte. Vielleicht wollen Sie auch Ihre Schultern kreisend mit dazunehmen oder Sie beginnen, auch mit Ihrem Becken zu kreisen. Nach einer Weile des Energieschaukelns gern eine Pause machen zum Nachspüren. Wenn Ihnen die Übung Spaß gemacht und gutgetan hat, bauen Sie sie doch als kleine Bewegungspause in Ihren Alltag ein.

Selbstfürsorge

Selbstfürsorge bedeutet, sich Zeit für sich zu nehmen, auf den eigenen Körper zu achten, sich abzugrenzen und negative Gedanken zu stoppen, gut zu sich zu sein. Meistens haben wir keine Zeit für uns, sind eingebunden in den täglichen Abläufen, beruflich und familiär. Es lohnt sich aber, auch mal alle Fünfe gerade sein zu lassen und sich Zeit für sich zu nehmen, um Stress abzubauen.

Was macht Ihnen Freude? Erstellen Sie eine Liste, was Ihnen Freude bereitet und guttut. Und dann heißt es, loszulegen. Machen Sie sich eine Freude, beschenken Sie sich selbst! Gute Gedanken können helfen. Wenn Sie sich gute Gedanken in Ihr Bewusstsein holen, werden Sie erleben, dass sich das gut anfühlt und Sie sich wohlfühlen und Sie werden Zuversicht und Erfolg verspüren.

Sich die eigenen Stärken bewusst machen: Nehmen Sie sich ein Blatt Papier und teilen Sie es in zwei Hälften. Schreiben Sie zuerst auf: Das kann ich besonders gut. Und Sie füllen die erste Hälfte des Blattes mit diesen Dingen, die Ihnen gut gelingen. Schreiben Sie alles auf, was Ihnen spontan einfällt.

Schreiben Sie dann auf: Wenn ich an diese Dinge denke, habe ich gute Gedanken und fühle mich stark und wohl. Jetzt heißt es, die zweite Hälfte des Blattes mit diesen Dingen zu füllen, schreiben Sie auf, was Ihnen dazu spontan einfällt.

Heben Sie sich das Blatt auf, legen Sie es sichtbar irgendwo bei Ihnen zu Hause hin, schauen Sie drauf, wenn Sie daran vorbeigehen und freuen sich darüber!

Eigenlob tut gut: Den Spruch, dass Eigenlob stinkt, kennen Sie sicherlich. Das kann aber so nicht stehenbleiben. Unsere Welt ist erfolgsorientiert und für Lob ist in der Regel kein Platz. Lob bringt einen aber weiter. Es sorgt für ein gutes Gefühl. Und wenn Sie etwas gut gemacht haben, dann loben Sie sich bitte das nächste Mal selbst, wenn es sonst keiner tut. Gönnen Sie sich die Anerkennung, die Sie nach einem erfolgreichen Projekt, einem schwierigen Gespräch, einer gelungenen Tätigkeit verdienen! Wenn möglich, stellen Sie sich dazu vor einen Spiegel und sagen sich ins Gesicht, wie toll Sie das gemacht haben, wie stolz Sie auf sich sind … Sparen Sie nicht an Anerkennung. Wie fühlt sich das an?

Und um noch ein besseres Körpergefühl zu bekommen, kommt nun noch eine ganz spezielle Übung, auch das ist Selbstfürsorge:

Eye love you: Gern diese Übung zusammen mit Ihrem Partner oder Ihrer Partnerin oder einer besonderen Person Ihres Vertrauens durchführen oder allein vor einem großen Spiegel. Zu Beginn kann es ungewohnt sein und vielleicht müssen Sie erst einmal lachen, oder Sie sind schüchtern, es braucht etwas Geduld, wird dann aber umso besser, das Eye-Gazing (Blick in die Augen):

Sie setzen oder stellen sich (wenn Ihnen das angenehm ist auch unbekleidet) gegenüber und schauen sich mindestens 3 Minuten lang in die Augen, ohne dabei ein Wort zu reden. Dabei gern an den Händen halten; 3 Minuten können sich unendlich lang anfühlen. Sie spiegeln sich in den Pupillen Ihres Gegenübers, sehen dort Ihren eigenen Körper. Sie kommen zur Ruhe, erkennen vielleicht Ihr eigenes Wesen und das des anderen. Sie erkennen vielleicht, dass wir alle viel mehr sind als unsere körperlichen Unsicherheiten. Wir fühlen uns vom anderen gesehen. Vielleicht fühlen Sie sich auch schön und sexy. Wenn wir uns so tief und lange in die Augen schauen, kann das magisch wirken und vieles in uns auslösen.

Mit alternativer Medizin unterstützen

Eigentlich sollte es nicht alternative Medizin, sondern besser komplementäre, also zusätzliche Medizin heißen. Denn die Methoden, die ich Ihnen jetzt kurz vorstellen möchte, können sinnvolle Ergänzungen zur sogenannten Schulmedizin sein. Zu den gängigsten Methoden zählen die Kräuterheilkunde, die Traditionelle Chinesische Medizin (TCM), zu der auch die Akupunktur gehört, sowie die Homöopathie.

Die Pflanzenkraft nutzen

Einigen Kräutern werden traditionell unterstützende Wirkungen bei Blasenbeschwerden zugesprochen, dazu gehören u. a. Goldrute, Brennnessel, Kürbiskerne und Birkenblätter. Meistens haben diese Heilpflanzen eine durchspülende oder beruhigende Wirkung, einige wirken auch entzündungshemmend. Sie werden in Form von Tees, Tinkturen oder als Nahrungsergänzungsmittel eingenommen. In der Apotheke und in Drogeriemärkten finden Sie meist eine große Auswahl an entsprechenden Produkten.

- Goldrute kann Sie bei Blasenentzündungen sehr gut unterstützen, denn diese Pflanze regt die Urinausscheidung über die Nieren an. Wichtig ist jedoch, reichlich Wasser zu trinken, nur dann wird die Blase richtig gut durchgespült. Zudem wirkt Goldrute antientzündlich und lindert so das unangenehme Brennen beim Wasserlassen. Sie können Fertigtees mit Goldrute verwenden oder dieses Kraut selbst sammeln (Seite 52).
- Auch die fast überall vorhandene, meist ungeliebte Brennnessel ist ein Heilkraut mit zahlreichen Gesundheitswirkungen, u. a. wirkt sie harntreibend, was schon Hildegard von Bingen für ihre Heilküche nutzte (Seite 120).
- Kürbiskerne enthalten Substanzen, die sich positiv auf die Harnblase auswirken und stärkend für die Harnwege sind. Kürbiskerne und auch Kürbiskernöl sind sehr schmackhaft und können einfach in der täglichen Küche verwendet werden, z. B. in einer Kürbis-Kokos-Suppe (Seite 122). Oder Sie greifen auf entsprechende Nahrungsergänzungsmittel zurück.
- Birkenblätter sind in Form von Tees oder auch als Saft erhältlich. Sie sind sehr sanft zur Harnblase und gut für

eine milde Durchspülungstherapie ohne Reizstoffe geeignet.
- Antibakterielle Heilkräuter sind u.a. Kapuzinerkresse (Seite 126), Meerrettichwurzel (Seite 126) und Bärentraubenblätter (Seite 118).

Akupunktur

Die Akupunktur gehört zur TCM (Seite 88). Hierbei werden dünne Nadeln an bestimmten Punkten des Körpers platziert (an den Akupunkturpunkten entlang der Meridiane). Für einige Patient*innen kann diese Methode hilfreich sein: Sie empfinden eine Linderung bei Blasenproblemen aller Art, einschließlich der Reizblase. Um eine Akupunktur zu erhalten, müssen Sie einen entsprechenden TCM-Arzt aufsuchen. Bei Blasenproblemen ist allerdings eine Kostenübernahme durch die Krankenkasse nicht gesichert. Dies ist nur bei Migräne der Fall. Dennoch suchen Sie das Gespräch und probieren Sie es für sich aus.

Homöopathie

Dabei handelt es sich um ein sehr komplexes Angebot. Die homöopathischen Mittel werden individuell ausgewählt, basierend auf den spezifischen Symptomen und Ihrer Krankengeschichte. Hierfür besuchen Sie am besten speziell in Homöopathie ausgebildete Expert*innen. Ein homöopathisches Mittel, das häufig bei einer Blasenentzündung mit starkem Brennen beim Urinieren einsetzt wird, ist Cantharis. Bei einer Schwäche des Blasenmuskels kann Sepia möglicherweise hilfreich sein. Pulsatilla könnte bei häufig wiederkehrenden Blasenentzündungen angezeigt sein.

Wenn Sie sich zusätzlich alternativmedizinische Hilfe holen, sollten Sie dies sowohl mit Ihrem Arzt bzw. Ihrer Ärztin als auch mit Ihrer Krankenkasse (zur eventuellen Kostenübernahme) besprechen.

Die Blase aus Sicht der TCM

In der Traditionellen Chinesischen Medizin (TCM) ist es ganz natürlich, dass Emotionen die Organfunktionen beeinflussen können. Eine Erkenntnis, die sich in der Schulmedizin nur mühselig verbreitet. Blase und Nieren werden gemäß TCM durch Emotionen wie Angst und Schrecken geschwächt. Vielleicht kennen Sie den Spruch: »Das ist mir an die Nieren gegangen« oder »Vor Schreck hätte ich mir in die Hose machen können«. Außerdem besteht von der Blase ausgehend eine Verbindung zum Qi des Herzens. Also, ganz viel Gefühl.

Die TCM stellt einen ganzheitlichen Ansatz dar. Sie betont die Bedeutung des Gleichgewichts von Yin und Yang sowie den freien Fluss von Qi (Chi) für die Gesundheit. Yin und Yang stehen für gegensätzliche Kräfte oder Pole, die oft mit weiblich und männlich assoziiert werden, aber dennoch als duale Prinzipien untrennbar miteinander verbunden sind. Mit Qi wird die Lebensenergie bezeichnet. Die Harnblase wird als Yang-Organ zum Yin der Nieren angesehen.

Akupunktur, chinesische Kräutermedizin, Diätetik und Qi-Gong sind einige therapeutische Ansätze der TCM, die als Gesamtpaket eingesetzt werden, um den Körper und die in ihm wirkenden Energieströme zu harmonisieren.

Der Harnblasenmeridian

Aus Sicht der TCM fließt die Lebensenergie, das Qi, im Körper entlang bestimmter Energiebahnen, der Meridiane. Der Harnblasenmeridian ist dabei ein wichtiger Kanal.

- Der Harnblasenmeridian verläuft überwiegend an der Rückseite des Körpers. Er beginnt im inneren Augenwinkel, verläuft über den Kopf, neben der Wirbelsäule entlang nach unten, an der Rückseite des Beins verlaufend und über die Außenkante des Fußes nach vorn zum kleinen Zeh. An dieser Leitbahn liegen insgesamt 67 Akupunkturpunkte.
- Der Harnblasenmeridian wird mit der Regulation des Wassers im Körper und der Ausscheidung von Flüssigkeiten assoziiert und spielt auch eine Rolle bei der Unterstützung der Wirbelsäule und der Muskelentspannung.
- In der TCM wird angenommen, dass emotionale Belastungen, ungesunde Ernährung, äußere pathogene Einflüsse

Akupunkturpunkt Blase 28

Besonders interessant für verschiedene Blasenprobleme ist der Akupunkturpunkt Blase 28, der auf dem Blasenmeridian auf Höhe des Kreuzbeins (genauer: beim zweiten Foramen sacrale) liegt. Dieser Punkt wird auch als »Transportpunkt der Blase« bezeichnet und heißt im Chinesischen »Pang Guang Shu«. Indikationen zur Akupunktur dieses Punktes sind gemäß TCM u. a. schmerzhaftes Wasserlassen, Harnwegsinfekt, Reizblase und Harninkontinenz.

Als Ursachen für eine akute Blasenentzündung sieht die TCM z. B. ungünstige klimatische Faktoren wie Nässe und Kälte, aber auch krank machende psychische Faktoren wie Zorn und Aggression, die zu einer Leber-Qi-Stagnation führen und den freien Qi-Fluss der Harnblase behindern.
Als Ursache für chronische Blasenbeschwerden und Inkontinenz wird eine Leere im Nierenfunktionskreis gesehen, die die Blase mit Yang-Energie versorgt.

und andere Faktoren zu Disharmonien im Harnblasenmeridian führen können.

- Bestimmte Akupunkturpunkte entlang des Harnblasenmeridians können stimuliert werden, um den Energiefluss zu regulieren und die Blasenfunktion positiv zu beeinflussen.
- In der TCM wird betont, dass alle Organe und Meridiane miteinander verbunden sind. Disharmonien in anderen Organen können sich auf den Harnblasenmeridian auswirken und umgekehrt.
- Zu Disharmonien und Symptomen im Harnblasenmeridian gehören häufiges Urinieren, nächtlicher Harndrang und Rückenschmerzen.

Das klingt doch sehr spannend, nicht wahr? Diese Konzepte unterscheiden sich aber grundlegend von der sogenannten westlichen Medizin, dennoch können sie eine Bereicherung und Ergänzung sein. Ein erfahrener TCM-Praktiker wird eine umfassende Bewertung durchführen und dann entsprechende Techniken und Therapien für Sie empfehlen. Wenn Sie TCM für sich in Erwägung ziehen, suchen Sie eine entsprechende Praxis für TCM auf und informieren auch Ihren Arzt oder Ihre Ärztin darüber.

Die Organuhr

Dabei handelt es sich um ein TCM-Konzept, das den rhythmischen Energiefluss durch verschiedene Organe während eines 24-Stunden-Zyklus anzeigt. In der TCM wird angenommen, dass jedes Organ besondere Aktiv- und Ruhezeiten hat und man Gesundheit und Wohlbefinden steigern kann, wenn man diese beachtet.

Gestartet wird die Organuhr morgens: Los geht es um 5–7 Uhr mit der Lunge, in dieser Zeit wird die Energie der Lunge als besonders aktiv betrachtet. Einige tiefe Atemzüge beim Aufstehen am geöffneten Fenster oder ein erfrischender morgendlicher Spaziergang während dieser Zeit können sehr vorteilhaft sein. Weiter geht es von 7–9 Uhr mit dem Dickdarm: Die Energie fließt jetzt zum Dickdarm. Um ihn bzw. auch den geregelten morgendlichen Stuhlgang anzuregen, ist ein Glas warmes Wasser, am besten direkt nach dem Aufstehen, ideal. Dies ist auch die Frühstückszeit: Ein gesundes, vitamin- und ballaststoffreiches Frühstück kann den Dickdarm anregen.

Von 9–11 Uhr ist die Zeit des Magens und nun konzentriert sich die Energie hier, ein leichter Snack oder etwas Obst kann hilfreich sein. Bauchspeicheldrüse und Milz kommen von 11–13 Uhr an die Reihe: Jetzt ist viel los, ein ausgewogenes Mittagessen wird verspeist. Die Energiezentrierung verlagert sich von 13–15 Uhr in Richtung Herz, da ist ein kurzer Spaziergang genau das Richtige. Der Dünndarm ist von 15–17 Uhr Mittelpunkt des Energiegeschehens, ein Nachmittagssnack aus Obst und einem nicht ganz so sehr gesüßten Stück Kuchen sorgt für ein gutes Gefühl. Gegen 17–19 Uhr meldet sich die Harnblase und kurze Zeit später, von 19–21 Uhr die Nieren. In dieser Zeit ist es wichtig, gut hydriert zu sein, also ausreichend zu trinken und ab 19 Uhr ein kleines Abendessen zu planen, um den Energiefluss in den Nieren vollständig zu nutzen. Ab 21–23 Uhr wird es ruhiger, wichtig für den Herzbeutel, Zeit für Ruhe und Entspannung. Von 23–1 Uhr fließt die Energie zum dreifachen Erwärmer, der die Funktion von Lunge, Herz und Nieren umfasst. In dieser Zeit sollten wir erholsam schlafen. Es folgt von 1–3 Uhr die Zeit der höchsten Leberaktivität, ein tiefer und ruhiger Schlaf ist für die Regeneration vorteilhaft. Und schon ist es wieder Zeit für die Lunge: Von 3–5 Uhr kehrt die Energie zur Lunge zurück und die Organuhr startet von Neuem.

Cannabis gegen Blasenbeschwerden?

Es gibt einige Hinweise darauf, dass Cannabis in Form von medizinischem Cannabis oder speziellen Cannabisprodukten möglicherweise bei der Linderung von Blasenbeschwerden helfen kann. Cannabis enthält Verbindungen, insbesondere Cannabinoide wie CBD (Cannabidiol), die entzündungshemmende Eigenschaften aufweisen und bei einer Blasenentzündung von Nutzen sein können. Auch eine Schmerzlinderung kann dadurch erreicht werden sowie eine Entspannung der Blasenmuskulatur, was vorteilhaft bei einer überaktiven Harnblase sein kann.

Die Anwendung von Cannabis oder Cannabisprodukten für medizinische Zwecke hängt von vielen Faktoren ab und ist sehr individuell, auch bezüglich der Körperreaktionen und der persönlichen gesundheitlichen Vorgeschichte. Der Gebrauch ist je nach geografischer Region und Rechtslage unterschiedlich reguliert: In einigen Regionen kann der Zugang zu medizinischem Cannabis legal und in anderen die Verwendung eingeschränkt oder illegal sein.

Grundsätzlich zählt Cannabis bzw. Cannabidiol (CBD) aktuell nicht zu einer üblichen Therapie bei Harnblasenproblemen. Es findet eher, aufgrund der angenommenen Schutzfunktion für die Nervenzellen und der entkrampfenden sowie dämpfenden Wirkung, seinen Einsatz in der Neurologie bei Erkrankungen wie Epilepsie oder Parkinson. Da Cannabis aber entzündungshemmend wirken kann und die Hanfpflanze mehr als 560 verschiedene Substanzen enthält, könnte sie auch für den urologischen Bereich von Interesse sein.

Kontinent werden und bleiben

Ein gut trainierter Beckenboden hilft enorm beim zuverlässigen Blasenverschluss, also eigentlich bei allen beschriebenen Inkontinenzformen. Lassen Sie uns beginnen!

Unsere Beckenbodenmuskulatur besteht grob gesagt aus drei Schichten. Sie verlaufen von einem Hüftgelenk zum anderen, also von links nach rechts, und vom oberen Rand des Schambeins bis nach hinten zum Ansatz des Kreuzbeins, also von vorn nach hinten. Dabei werden der After, die Scheide und die Harnröhre mit muskulären Schnürringen umschlossen.

Den Beckenboden trainieren

Führen wir uns kurz noch einmal vor Augen, welche drei wichtigen Aufgaben unser Beckenboden erfüllt:

- Er muss sich anspannen, um u.a. die Blasenkontinenz zu sichern. Er stützt die Harnröhre und den inneren sowie äußeren Schließmuskel der Harnblase.
- Er muss aber auch in der Lage sein, sich »auf Befehl« zu entspannen: Beim Stuhlgang und beim Wasserlassen entspannt sich der Beckenboden, damit die Ausscheidung willentlich und drucklos vollzogen werden kann. Ebenso ist die Entspannung und Anspannung unseres Beckenbodens beim Geschlechtsverkehr wichtig.
- Er muss den nötigen Gegendruck aufbauen, wenn wir schwere Lasten tragen, husten, niesen, hüpfen und lachen, damit es nicht zu ungewollten Urinverlusten kommt.

Ein Beckenbodentraining baut darauf auf, diese besondere Muskulatur zu trainieren, damit sie diese Aufgaben weiterhin oder wieder erfüllen kann. Dazu gehören verschiedene Facetten: Neben den eigentlichen gezielten Stärkungsübungen sind oft auch eine Wahrnehmungsschulung und Spürübungen erforderlich. Gerade zu Beginn fällt es oft schwer, die richtigen Muskeln anzuspannen.

» *Geben Sie sich also ausreichend Zeit und bleiben am Ball; nach 3 Monaten konsequenten Übens dürfen Sie aber schon spürbare Effekte erwarten.* «

Die Beckenbodenmuskulatur ist zwar im Vergleich zur Gesäß- oder Beinmuskulatur filigran, aber sie kann und muss genauso trainiert werden. Gerade wenn Sie Ihrem Beckenboden in den vergangenen Jahren keinerlei Aufmerksamkeit oder gezieltes Training haben zukommen lassen, ist der Wow-Effekt, wenn er dann auf einmal wieder seinen Dienst tut und es z. B. kein Harntröpfeln mehr gibt, umso größer. Dann heißt es, dranbleiben!

Die Vorstellungskraft nutzen

Beckenbodentraining erlernen und üben Sie am besten mit professioneller Anleitung. Entweder individuell bei einer entsprechend qualifizierten Physiotherapeutin oder in der Gruppe in Beckenbodenkursen. Eine weitere gute Möglichkeit ist das Training mithilfe des Ratgebers *Der kleine Beckenboden-Coach*, einem TRIAS Übungsbuch, in dem die Physiotherapeutin Franziska Liesner sehr anschaulich und humorvoll beschreibt, wie Sie Ihren Beckenboden wieder fit bekommen und Ihre Mitte stabilisieren. Dazu gibt es auch entsprechende Online-Anleitungen. Aus diesem Buch stam-

So vermeiden Sie vorzeitiges Tröpfeln

Sie können Ihre Vorstellungskraft übrigens auch nutzen, um die Blase ein wenig auszutricksen, wenn Sie unter der Coming-Home-Inkontinenz leiden; Ihre Blase also immer schon einen Moment zu früh die Schleusen öffnet, wenn Sie nach Hause kommen und die rettende Toilette sehr nahe ist, Sie aber noch nicht darauf sitzen. Das Signal, »gleich darfst du«, geben Sie nämlich selbst, indem Sie intensiv an die Toilette denken, die Sie aufgrund des starken Harndrangs herbeisehnen. Wenn es Ihnen gelingt, konsequent an etwas anderes zu denken und sich zum Beispiel vorstellen, wie Sie am Herd stehen und das Abendessen zubereiten, können Sie Ihre Blase damit hinters Licht führen. Sie hat ja keine Augen. Probieren Sie es aus. Woran Sie denken, ist egal, es muss nur überzeugend sein.

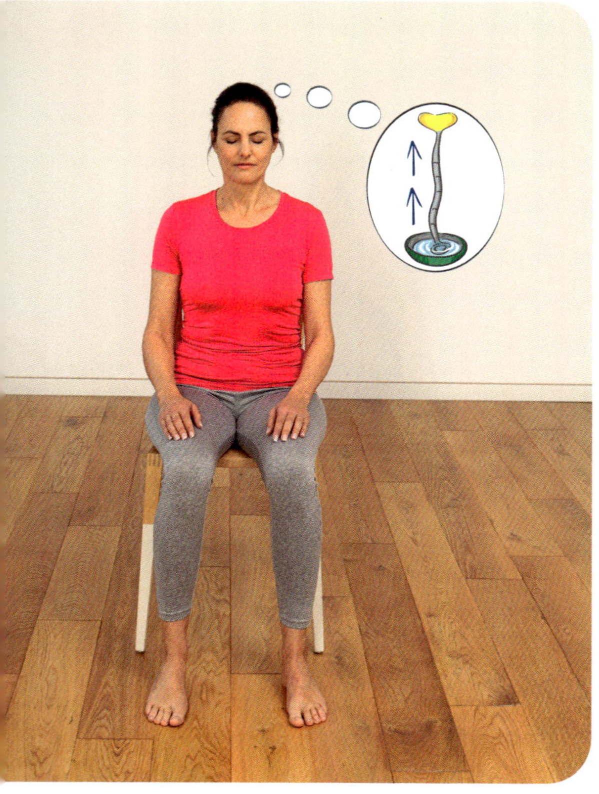

Übung: Der kleine Harnröhrenrüssel

men auch die folgenden Übungsbeispiele, mit denen Sie ohne großen zeitlichen Aufwand den Beckenboden bei Blaseninkontinenz trainieren und beckenbodenschonendes Aufstehen und Hinsetzen erlernen. Üben Sie am besten täglich 2-mal 10 Minuten.

Der kleine Harnröhrenrüssel

Diese Übung hilft gezielt bei einer Schließmuskelschwäche. Setzen Sie sich gerade auf einen Stuhl und stellen Sie sich vor, dass Ihre Harnröhre ein kleiner feiner Rüssel ist, der ganz entspannt durch die Sitzfläche des Stuhles hängt. Nun platzieren Sie gedanklich direkt unter der Harnröhre, eingelassen in den Stuhl oder darunter, eine kleine Schale mit warmem Wasser, der Rüssel taucht in das Wasser ein. Können Sie mit Ihrem kleinen Harnröhrenrüssel etwas Wasser in sich hochsaugen? Beginnen Sie zu spielen: ein Tröpfchen, ein ganzer Strahl, nur einen Zentimeter hoch, mehrere Zentimeter, langsam, schnell etc. Ihrer Fantasie sind keine Grenzen gesetzt.

Die Entlastungsbrücke in 6 Schritten

Legen Sie sich in Rückenlage auf eine Matte und stellen die Beine an. Zwischen den beiden Knien halten Sie einen weichen Ball, z. B. einen Pilates-Ball.

1. Schritt: Drücken Sie beim Ausatmen die Füße in den Boden und etwas von sich weg, um einen kleinen Schub im unteren Rücken zu spüren (Rundrücken). Halten Sie diese Stellung einige Atemzüge lang.

2. Schritt: Drücken Sie beim Ausatmen zusätzlich die Knie in den Ball, um den Beckenboden beim Anspannen besser fühlen zu können. Wieder einige Atemzüge lang halten.

3. Schritt: Beim Ausatmen das Becken abheben, so hoch, wie es schmerzfrei möglich ist. Einige Atemzüge halten, dann den Rücken »am Stück« wieder ablegen.

4. Schritt: Beim Ausatmen einen gedachten Reißverschluss vom Steißbein zum Schambein und weiter hoch zum Bauchnabel schließen, dann hochrollen, sodass sich der Po langsam abhebt. Oben einige Atemzüge lang halten, dann den Rücken am Stück wieder ablegen.

5. Schritt: Beginnen Sie wie in Schritt 4, rollen Sie aber am Ende langsam und in Ruhe Wirbel für Wirbel wieder herunter; der Beckenboden drückt dabei nicht nach außen, sondern bleibt innen. Eventuell brauchen Sie mehrere Atemzüge.

Übung: Die Entlastungsbrücke in 6 Schritten

6. Schritt: Nach dem Herunterrollen den Beckenboden, den Po und den Kiefer völlig entspannen.

Diese Abfolge können Sie 10-mal wiederholen. Es ist auch möglich, die Übung nur schrittweise durchzuführen, also nicht alle 6 Schritte an einem Tag erlernen zu müssen.

Saugnapf

Das ist eine ideale Übung, um den Beckenboden zwischendurch zu aktivieren, egal, wo Sie gerade sitzen. Setzen Sie sich aufrecht hin und stellen Sie sich einen Saugnapf vor, auf dem Sie aufrecht und mittig sitzen (Abb. Seite 97). Er ersetzt

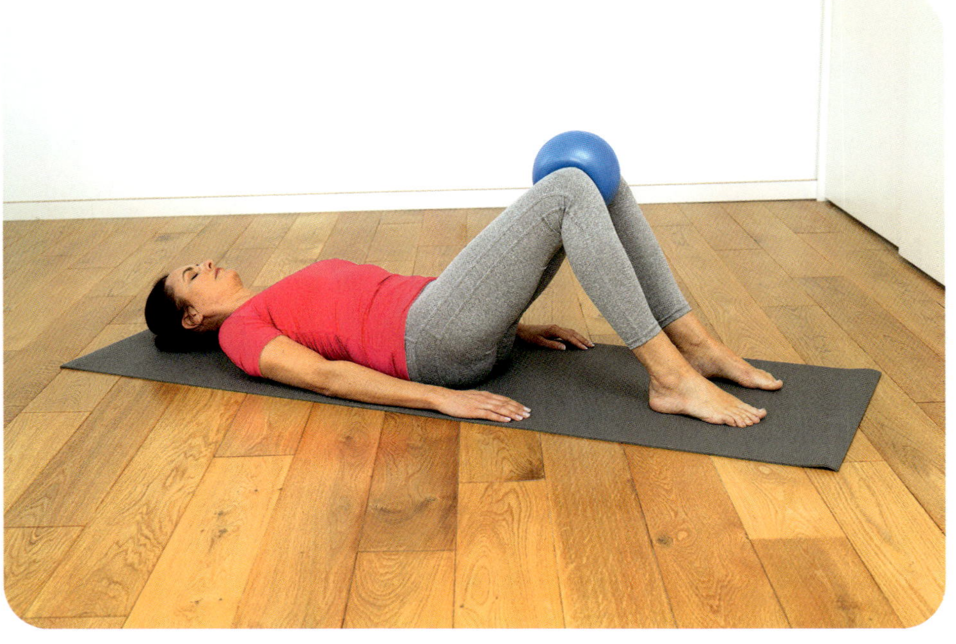

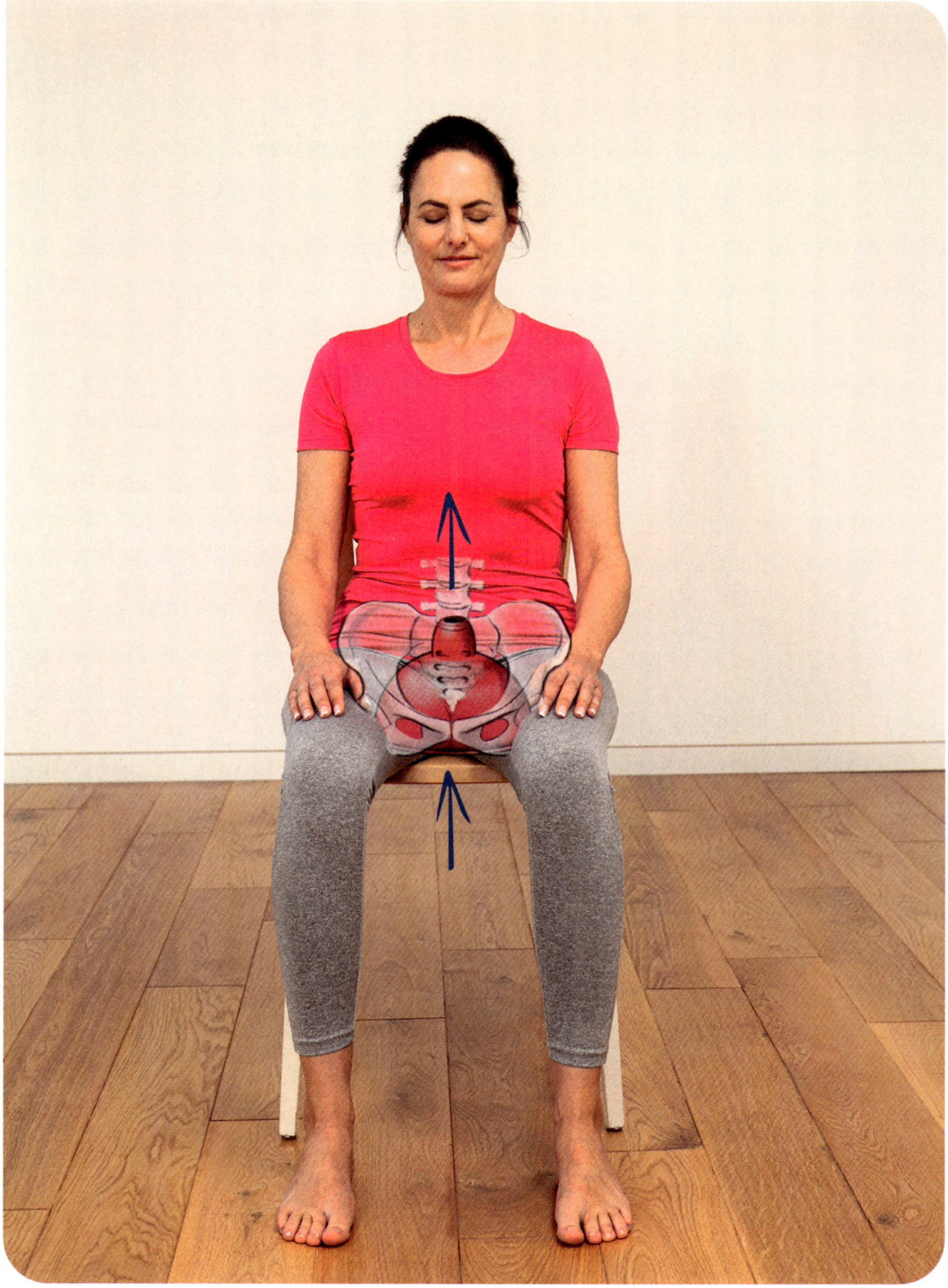

in Ihrer Vorstellung Ihren Beckenboden. Er saugt sich an der Sitzfläche fest. Versuchen Sie nun, diese langsam anzuheben. Ziehen Sie mit aller Kraft die Sitzfläche nach oben. Verbinden Sie diese Übung mit dem Atmen: Atmen Sie in Ruhe ein und heben dann beim Ausatmen die Sitzfläche an. Beim Einatmen lassen Sie langsam wieder locker. Beim Ausatmen hochsaugen, beim Einatmen wieder sinken lassen. Gern 10-mal hintereinander machen.

Der Beckenboden steht zuerst auf

Das Aufstehen ohne Druck auf Organe und Beckenboden sorgt für große Entlastung im Alltag, sodass die Organe nicht im Laufe des Lebens immer tiefer treten. Ihre Ausgangsstellung ist zunächst der aufrechte Sitz auf einem Stuhl, später sollten Sie auch das beckenbodenschonende Aufstehen aus dem Bett, vom Sofa etc. üben.

Setzen Sie sich vorn auf die Kante Ihres Stuhles. Nehmen Sie die Füße nach hinten bzw. platzieren Sie sie so, dass Sie gut aufstehen können. Nun atmen Sie ruhig durch die Nase ein und genauso ruhig durch den Mund mit einem »Haahh« aus. Atmen Sie erneut ein; beim nächsten Ausatmen auf »Haahh« spannen Sie Ihren After so an, als wollten Sie eine Blähung zurückhalten, beugen sich nach vorn und stehen dabei auf. Dann atmen Sie ein und lassen Sie alle Anspannung wieder los.

« Übung: Saugnapf

Bitte beachten Sie bei dieser Übung die Stellung Ihrer Knie: Machen Sie keine X-Beine, das schadet langfristig den Knien. Wenn Sie diese Übung verinnerlichen und Ihr Gehirn so programmieren, dass es automatisch den Beckenboden aktiviert und Sie ausatmen, wenn eine Druckbelastung auf Ihren Bauchraum kommt, haben Sie einen großen Erfolg erzielt!

Üben Sie 10-mal und versuchen Sie zusätzlich, wirklich bei jedem (!) Aufstehen daran zu denken! In Gesellschaft anderer können Sie das Ausatmen leise und diskret gestalten, aber lassen Sie es nicht weg: Das Ausatmen ist mindestens genauso wichtig wie das Anspannen des Afters.

Der Beckenboden setzt sich zuletzt

Beim Hinsetzen ist es ebenso wichtig wie beim Aufstehen, den Druck auf Organe und Beckenboden zu reduzieren. Zum Üben stellen Sie sich vor den Stuhl, auf den Sie sich setzen möchten. Atmen Sie ruhig durch die Nase ein und genauso ruhig durch den Mund mit einem »Haahh« aus. Atmen Sie wieder ein und beim nächsten sehr langsamen Ausatmen auf »Haahh« spannen Sie Ihren After so an, als wollten Sie eine Blähung zurückhalten, beugen die Knie, nehmen den Oberkörper nach vorn - und setzen sich mit dem Po auf den Stuhl. Erst jetzt ist das Ausatmen zu Ende!

Dann atmen Sie ein und lassen alle Anspannung wieder los. Üben Sie 10-mal täglich und versuchen Sie, wirklich bei jedem Hinsetzen daran zu denken! In Gesellschaft anderer können Sie das Ausatmen leise gestalten, aber lassen Sie es nicht weg: Das Ausatmen ist mindestens genauso wichtig wie das Anspannen des Afters.

Einfache Beckenbodenübungen

Ein Buch, das spannende Einblicke in den weiblichen Körper gibt, ist der TRIAS Ratgeber *Ganz intim* von der Frauenärztin Dr. Verena Breitenbach. Hierin stellt sie auch vier sehr einfache Beckenbodenübungen vor, die ich Ihnen ebenfalls an die Hand geben möchte. Wie wir wieder ein gutes Gefühl für unseren Beckenboden entwickeln und welcher Übungsansatz am besten zu uns passt, ist individuell unterschiedlich. Scheuen Sie sich daher nicht, verschiedene Übungsanleitungen auszuprobieren. Mit welcher Methode Sie Ihren Beckenboden trainieren, ist eigentlich egal. Die Hauptsache ist, Sie trainieren ihn!

Beckenboden im Stehen anspannen

Stellen Sie sich entspannt hin, die Füße hüftbreit, die Knie leicht gebeugt. Ziehen Sie beim Einatmen den Beckenbodenmuskel zusammen und halten Sie die Spannung für 3 Sekunden. Beim Ausatmen entspannen Sie den Muskel dann wieder. Wiederholen Sie die Übung und schon bald werden Sie merken, dass die Scheide warm wird (weil durch die Kontraktion die Durchblutung des Gewebes gesteigert wird). Diese Übung wiederholen Sie regelmäßig (am besten täglich) und steigern die Anzahl der Kontraktionen.

Tiefe Bauchatmung im Liegen

Legen Sie sich auf den Rücken, stellen Sie die leicht gegrätschten Beine auf und halten Sie die Fußsohlen auf dem Boden. So entspannt sich die Bauchdecke. Dann die Hände auf den Bauch legen und ruhig ein- und ausatmen. Wenn sich die Bauchdecke beim Einatmen hebt und beim Ausatmen senkt, ist es richtig. Wir atmen jetzt tief ein und »pumpen« so unseren Bauchraum auf. Dabei bewegt sich der Beckenboden nach unten. Beim Ausatmen lassen wir die Luft aus dem Bauchraum, die Bauchdecke zieht sich ein, und der Beckenboden rückt an seinen alten Platz.

Po-Lift

Bei der nächsten Übung stehen Sie aufrecht und legen die Hände auf den Po. Dann versuchen Sie, die Muskeln im unteren Teil des Beckens nach oben und zugleich nach innen zu ziehen. Wiederholen Sie die Übung mehrere Male.

Hilfreiche Vorstellungen zum Beckenbodentraining

Gerade beim Beckenbodentraining, wo es anfangs oft schwerfällt, die Muskeln gezielt anzuspannen und zu entspannen, können Vorstellungsbilder helfen. Zum Beispiel diese:

- Schambein in Richtung Bauchnabel ziehen.
- Sitzbeinhöcker zueinander ziehen.
- Eine Aprikose oder Ähnliches drehen wollen.
- Blüte auf den Beckenboden setzen und aufgehen lassen.
- Scheide anheben und hochschnüren, eng machen oder ansaugen.
- Luftbläschen in der Harnröhre nach oben transportieren wollen.
- Gedanklich mit der Scheide Kirschkerne nach oben transportieren.
- Damm nach innen hinaufziehen.

Am besten kombinieren Sie unterschiedliche Vorstellungsbilder, da dann unterschiedliche Teile des Beckenbodens trainiert werden.

Stuhlübung

Bei dieser Stuhlübung stehen die Füße zunächst fest auf dem Boden. Sie heben dann die Beine so an, dass die Füße etwas über dem Boden schweben (die Beine aber nicht ausstrecken) und halten die Knie dabei geschlossen und den Rücken gerade. Dann spannen Sie zusätzlich die Muskeln an Bauch und Gesäß an und atmen aus. Wenn Sie wieder einatmen, stellen Sie die Füße wieder auf den Boden. Mehrmals wiederholen.

Überlastung des Beckenbodens vermeiden

Um den Beckenboden im Alltag nicht übermäßig zu beanspruchen, hier noch einige generelle Verhaltenstipps:

- Wenn Sie aus einer liegenden Position hochkommen und sich dabei mit geradem Oberkörper direkt aufsetzen, drückt die angespannte Bauchmuskulatur den Beckenboden nach unten. Weniger Druck auf den Beckenboden entsteht, wenn Sie zuerst auf die Seite rollen, sich aufstützen und dann erst den Oberkörper nach oben bringen.
- Versuchen Sie, sich beim Sitzen und Gehen aufrecht zu halten. Denn ein krummer Rücken vermindert die Spannung der Beckenbodenmuskulatur und staucht die Bauchorgane zusammen, sodass sie nach unten auf den Beckenboden drücken.
- Beim Heben ist es weniger belastend, in die Knie zu gehen und Gegenstände mit geradem Oberkörper aus den Beinmuskeln heraus zu heben statt die Knie

durchzustrecken und den Rücken zu beugen.
- Auch Gegenstände möglichst nahe am Körper zu halten und dabei zusätzlich den Beckenboden anzuspannen, kann hilfreich sein.
- Wer beim Heben schwerer Lasten die Luft anhält, verhindert dadurch, dass die Rücken-, Bauch- und Beckenbodenmuskeln optimal zusammenarbeiten können. Das Zusammenspiel funktioniert besser, wenn man bei Belastung weiteratmet.
- Beim Husten oder Niesen erhöht sich plötzlich der Druck im Bauch. Der Druck ist nicht so hoch, wenn man beim Husten oder Niesen nach oben oder über die Schulter schaut.
- Durch Bauchmuskel-Übungen wie Sit-ups wird ein hoher Druck im Bauchraum erzeugt, was bei einer schwachen Blase ungünstig ist.

Das BeBo®-Konzept

Das BeBo®-Konzept ist eine therapeutische Methode zur Behandlung von Beckenbodendysfunktionen, insbesondere dient es zur Stärkung und zur Rehabilitation der Beckenbodenmuskulatur. Yvonne Keller rief das BeBo®-Konzept 1996 ins Leben und die deutsche Physiotherapeutin Heike Oellerich entwickelte es weiter, bis es unter Mitarbeit weiterer Personen zu einem Gesamtkonzept heranreifte. Auch heute wird es durch ein sehr engagiertes Team stetig weiterentwickelt.

Einige grundlegende Prinzipien und Aspekte des BeBo®-Konzepts sind:
- **Gezielte Übungen:** BeBo® legt seinen Schwerpunkt auf gezielte Übungen zur Kräftigung, Dehnung und Koordination der Beckenbodenmuskulatur.
- **Individuelle Anpassung:** Das Konzept wird individuell angepasst, um den spezifischen Bedürfnissen und Problemen jeder einzelnen Anwenderin gerecht zu werden.
- **Achtsamkeit und Wahrnehmung:** Ein wichtiger Aspekt ist die Wahrnehmung des eigenen Körpers und die Achtsamkeit im Umgang mit dem Beckenboden.
- **Ganzheitlicher Ansatz:** BeBo® betrachtet den Menschen ganzheitlich und integriert den Beckenboden in den Kontext der Gesamtkörpermuskulatur und -funktion.
- **Therapeutische Anleitung:** Therapeut*innen, die nach dem BeBo®-Konzept arbeiten, bieten eine individuelle Anleitung und Unterstützung, um die Frauen bei der korrekten Ausführung der Übungen zu begleiten.
- **Verschiedene Anwendungsgebiete:** Das BeBo®-Konzept wird nicht nur bei einer Beckenbodendysfunktion, wie der Inkontinenz, eingesetzt, sondern auch zur Prävention und Verbesserung der allgemeinen Beckenbodengesundheit.

Die Anwendung des BeBo®-Konzepts wird durch zertifizierte Physiotherapeut*innen oder Urotherapeut*innen angeleitet und vermittelt. Wenn Sie Interesse an dieser Therapiemethode haben, können Sie sich direkt an BeBo® wenden. Den entsprechenden Link finden Sie auf der letzten Buchseite.

Beckenbodentraining mit Biofeedback

Das Beckenbodentraining mit einem Biofeedbackgerät ist eine spezialisiertere Form des Trainings, bei dem ein Gerät verwendet wird, um die Aktivität der Beckenbodenmuskulatur zu messen und eine Rückmeldung (Feedback) darüber zu erhalten. Notwendig für das Training mit Biofeedback ist ein entsprechendes Gerät mit einer Sonde, das wie ein Tampon in die Scheide eingeführt wird.

Alle entsprechenden Geräte haben Messfühler, die die Anspannung der Muskulatur registrieren und der Anwenderin rückmelden. Einige haben dazu ein eigenes kleines Bedienelement, das je nach Anspannung optische oder akustische Signale gibt, andere lassen sich via App mit dem eigenen Smartphone verbinden. Auch die Formen der Sonde und die verfügbaren Optionen, ob z. B. auch mit leichten Reizimpulsen quasi automatisch trainiert werden kann, unterscheiden sich bei den Biofeedbackgeräten.

Lassen Sie sich gern dazu in Ihrer urologischen, urotherapeutischen oder frauenärztlichen Praxis beraten, welche Geräte für Sie geeignet sein könnten. Prinzipiell ist ein Beckenbodentraining mit Biofeedback bei Belastungsinkontinenz, Stressinkontinenz, Dranginkontinenz und bei Mischformen sinnvoll.

So gelingt Ihr Blasentraining

Wenn die Blase so funktioniert, wie sie soll, gehen wir 4- bis 8-mal pro Tag zur Toilette. Denn die funktionstüchtige Blase macht sich erst dann mit Harndrang bemerkbar, wenn sie mit 350–500 ml Harn gefüllt ist. Wenn man von einer Trinkmenge von ca. 1,5–2 Litern pro Tag ausgeht, kommt man schon rein rechnerisch auf eine Miktionsfrequenz von 6–8 Entleerungen innerhalb von 24 Stunden.

Bei Frauen mit einer Dranginkontinenz tritt der Harndrang schon bei viel geringeren Mengen auf (< 200 ml) und demzufolge erhöht sich auch die Häufigkeit des Wasserlassens. Das Ziel eines Blasentrainings ist es, die Miktionsfrequenz zu reduzieren und die Blase daran zu gewöhnen, sich erst bei einer größeren Füllmenge mit Harndrang zu melden.

Die Blase lässt sich tatsächlich dahingehend trainieren, erst bei einer größeren Füllmenge Harndrang zu signalisieren. Daher ist es eigentlich für jede Frau, die unter einer Reizblase und/oder Dranginkontinenz leidet, empfehlenswert, das Blasentraining zu nutzen. Schon mehrmals wurde auf den positiven Effekt dieses Blasentrainings in Kombination mit einem Miktionstagebuch in den Kapiteln zuvor hingewiesen.

Zu einem erfolgreichen Blasentraining gehören folgende Punkte:

- Miktionstagebuch führen.
- Toilettenzeitpläne entwickeln.
- Verzögertes Urinieren üben.
- progressive Intervallverlängerung
- Entspannungstechniken integrieren.
- Positive Verstärkung anwenden.
- Professionelle Unterstützung einholen.
- kontinuierliche Anpassung

Was dies im Einzelnen bedeutet, wurde schon im ersten Buchteil (Seite 38) ausgeführt, bitte lesen Sie dort bei Bedarf gern noch einmal nach

Meine große Bitte ist, wenn Sie sich für das Blasentraining entscheiden, Geduld zu haben und langfristig am Ball zu bleiben. Es ist keine Methode, die schnell auf ein Ergebnis abzielt, sondern über eine längere Zeit betrieben werden sollte. Tatsache ist, dass es sich hierbei um eine Methode der ersten Wahl handelt, die auch gemäß der Leitlinien vorgeschlagen wird. Blasentraining ist nicht kompliziert oder schwierig, aber es braucht eine gewisse Disziplin, Motivation und Durchhaltevermögen, damit es zum Erfolg führen kann.

Und da es sich um ein individuelles Geschehen handelt, kann man nicht im Voraus sagen, wie stark sich die Miktionsfrequenz absenken und die Füllmenge steigern lassen. Aber wenn Sie so, wie es im ersten Buchteil (Seite 38) beschrieben wird, trainieren, werden Sie mit großer Sicherheit eine Verbesserung erzielen können. Und ich finde, das ist alle Mühe wert.

Holen Sie sich auch gern professionelle Unterstützung, also urologische, urotherapeutische, physiotherapeutische oder bei der Reizblase eventuell auch psychotherapeutische Begleitung. Auch das strukturierte Erlernen einer Entspannungsmethode gehört dazu.

Die Erfahrungen zeigen, den Ablauf einer normalen Blasenfüllung und vollständigen Entleerung zu kennen und mit dem

Typische Situationen, in denen Harndrang auftritt

- beim Geräusch laufenden Wassers
- beim Wechsel in die Kälte oder Wärme
- bei Angst, Aufregung, besonders, wenn keine Toilette in der Nähe ist
- beim Heimkommen
- beim Genuss reizender Getränke oder Speisen

eigenen Miktionsprotokoll abzugleichen, hilft Veränderungen einzuleiten und zu überprüfen. In so vielen Dingen sind wir Gewohnheitstiere, das können wir uns beim Blasentraining positiv zunutze machen.

Harndrang aufschieben

Zum Blasentraining gehört es, Harndrang eine Weile auszuhalten bzw. eben nicht mehr beim ersten Gefühl von Harndrang zur Toilette zu gehen. Im Falle von Dranginkontinenz haben Sie Ihrer Blase »antrainiert«, bereits bei geringen Füllständen »Ich muss mal« zu melden. Und da Sie ihr das jetzt behutsam wieder abtrainieren wollen, gilt es, das Wasserlassen hinauszuzögern.

Dazu muss man wissen, dass ein starkes Harndranggefühl mit einer Welle vergleichbar ist, die ca. 20 Sekunden lang enthält. Wenn Sie diese Welle aushalten, haben Sie danach erstmal wieder Ruhe. Es gibt verschiedene Techniken, um den Harndrang vorübergehend zum Verschwinden zu bringen, was Sie sich zunutze machen können, wenn Sie im Blasentraining stecken, um die Blasenkapazität zu erhöhen, oder auch, um in Ruhe eine Toilette aufzusuchen, wenn Ihre Drangblase Sie nervt. Wenn Sie dagegen hektisch werden und schnell machen wollen, werden Sie Ihrer Drangblase kaum Einhalt gebieten können.

Probieren Sie aus, womit Sie Ihrer Drangblase am besten »Jetzt-noch-nicht« vermitteln können:

- Drücken Sie auf die Klitoris oder den Damm; entweder mit Ihren Fingern oder indem Sie sich vorn auf eine harte Stuhlkante setzen.
- Das Symbol für »Ich muss mal« sind die überkreuzten Beine und genau diese Haltung hilft tatsächlich ziemlich gut gegen Harndrang durch das Zusammenpressen der inneren Beinmuskulatur (Adduktoren).
- Wenn diese Haltung nicht möglich ist, kann es auch helfen, die Gesäßmuskeln feste anzuspannen.
- Natürlich können Sie auch Ihren Beckenboden einbeziehen. Besonders wirksam sind eine rhythmische Anspannung und Entspannung des Beckenbodens. Spannen Sie ihn dazu 6- bis 8-mal kurz und kräftig an und lassen zwischendurch locker. (Die starke Anspannung des Beckenbodens und seiner Synergisten bewirken eine reflektorische Entspannung der Blasenmuskulatur = Detrusorrelaxation.)
- Auch eine ruhige Atmung ist hilfreich.
- Manchmal hilft es auch, mit der Zunge gegen den Gaumen zu drücken.
- Auch eine Veränderung der Haltung, z. B. ein Nachvornbeugen oder das Hinsetzen, kann ein gute Strategie sein.
- Und nicht zu vergessen: Sie haben die Befehlsgewalt! Ihre Vorstellungen und Gedanken steuern die Blase. Nutzen Sie gezielt mentale Ablenkungsmanöver.

1×1 des Toilettengangs und der Intimhygiene

Da es in diesem Buch um Blasenprobleme und ihre Entstehung geht, bleibt es uns nicht erspart, auch den Toilettengang und die Intimhygiene zu thematisieren.

Auch bei einem so alltäglichen und normalen Vorgang, wie dem Besuch des WCs, kann es über die Jahre zu Verhaltensmustern kommen, die im wahrsten Sinne des Wortes nicht besonders förderlich sind. Darum möchte ich Ihnen hier gern schildern, was aus urotherapeutischer Sicht zu beachten ist.

Zuallererst ist zu erwähnen, dass es sich dabei um einen sehr persönlichen und intimen Vorgang handelt, ganz gleich, ob es ums Wasserlassen oder den Stuhlgang geht, beides sollte an einem angenehmen und sicheren Ort stattfinden. Mit »sicher« ist gemeint, dass wir dabei allein sein und uns unbeobachtet fühlen wollen.

Schließlich haben wir uns weiterentwickelt, sind aus dem Kindesalter herausgewachsen und haben eine Sauberkeitserziehung erfahren. Diese hat uns vermittelt, dem Drang, auf die Toilette zu gehen, zu folgen, wozu Kinder ab einem gewissen Entwicklungsstand und mit der willentlichen Kontrolle von Blase und Darm in der Lage sind. Sowohl Blase als auch Darm pochen nicht auf sofortiger Erledigung. Sie lassen sich »vertrösten«, wenn es gerade nicht passt, wobei regelmäßige und auch ausreichend häufige Toilettenbesuche anzuraten sind, will man sich nicht Verstopfung und Darmträgheit oder eine überdehnte Blase (Seite 53) einhandeln. Zudem haben wir gelernt, diesen Vorgang nicht in der Öffentlichkeit vorzunehmen. In unserer Gesellschaft wird das »Geschäft« auf dem »stillen Örtchen« erledigt. Die Ausscheidungen und alles, was damit zu tun hat, gelten als nicht gesellschaftsfähig und sind schambehaftet. Über das, was auf der Toilette passiert, spricht man nicht. Und auch die Gerüche und Laute, die damit einhergehen, werden als peinlich empfunden. Kein Wunder also, dass wir den Toilettenbesuch als etwas Intimes ansehen, über das wir normalerweise nicht sprechen mögen.

Urotherapeutische Tipps zum Toilettengang

- Setzen Sie sich langsam auf den WC-Sitz. Lassen Sie sich nicht herunterplumpsen.
- Sollten Ihre Füße den Boden nicht vollständig berühren, dann wäre es möglich, dies mit einer Fußerhöhung, z. B. einem kleinen Schemel, auszugleichen. Damit Ihre Füße fest auf dem Boden stehen und Sie aufrecht auf der WC-Brille sitzen können.
- Denn wichtig ist, nicht nach vorn gebeugt, aber auch nicht nach hinten angelehnt zu sitzen, sondern den Oberkörper möglichst aufrecht zu halten.
- Entspannen Sie sich, wenn Sie auf Toilette sitzen und lassen Sie Ihren Urin ohne Unterbrechung laufen.
- Sowohl die aufrechte Haltung als auch der Bodenkontakt mit den Füßen sorgen dafür, dass der Beckenboden nicht unnötig belastet wird.
- Bei dem Vorgang der Miktion müssen sich der Beckenboden und der Blasenschließmuskel öffnen. Dabei sollte der Widerstand nicht zu hoch sein. Bitte unterbrechen Sie nicht Ihren Urinstrahl, dies ist kein Beckenbodentraining, wie es früher oft behauptet wurde! Heute wissen wir, dass die Annahme, dies sei eine wirksame »Rückbildungsmaßnahme« für Frauen insbesondere nach Geburten, falsch ist.
- Die Blase sollte möglichst ohne Druck entleert werden, damit keine Sekundärschäden wie Restharnbildung (Seite 53) entstehen.
- Außerdem ist es wichtig, diese »Sitzung« nicht unnötig in die Länge zu ziehen, denn Ihr Beckenboden hängt ohne feste Sitzunterlage quasi durch, wie eine Hängematte; auch dieser Zustand ist auf Dauer nicht gesund.
- Wenn Sie fertig sind, stellen Sie sich also gleich auf und putzen Sie sich ab: Immer von vorn nach hinten wischen, von der Scheide weg Richtung After.
- Das richtige Abputzen und damit die Hygiene ist vor allem für uns Frauen bei jedem Toilettengang unerlässlich. Denn aufgrund unserer Anatomie gelangen sonst Darmkeime in den Bereich der Scheide, wo sie nichts zu suchen haben. Achten Sie daher auf die richtige Wischrichtung! Und darauf, den Intimbereich sauber zu halten.

Eine kleine Geschichte der Toilette

Frühe Funde in England und Schottland belegen, dass es bereits von 5000 Jahren

Toiletten oder, einfacher gesagt, Klos, gegeben haben muss. Dass bei unseren Vorfahren Parasiten zum menschlichen Leben dazugehörten, zeigen archäologische Funde von versteinerten Ausscheidungen, in denen z. B. der Fischbandwurm sowie Läuse und Flöhe gefunden wurden.

In Persien, in Ägypten und auf Kreta gab es spezielle Toilettenräume. Die Römer machten aus dem profanen Geschäft eine regelrechte Klokultur: Es entstanden stilvolle Anlagen – mit Mosaiken verziert und Fußbodenheizung – die natürlich nur für die Reichen da waren. Das normale Volk musste mit öffentlichen Latrinen oder simplen Holzfässern vorliebnehmen. Zum Abputzen nach der Notdurft wurden die Finger verwendet. Auch wenn zum Teil Leinwandfetzen, Laub oder Stroh dazu genommen wurde, machte es die Sache aus heutiger Sicht nicht wirklich hygienischer.

Doch es kommt viel schlimmer, denn diese Klokultur, zumindest für Betuchtere, verschwand mit dem Niedergang des Römischen Reiches. »Im Vergleich zum Mittelalter war das Römische Reich ein Hort der Hygiene«, stellte der Historiker Karl-Wilhelm Weber fest. Denn im Mittelalter hatten die Menschen andere Sorgen und wenig Zeit, sich um ihre Ausscheidungen zu kümmern. Das Volk machte wieder in den Nachttopf, der einfach auf die Gasse entleert wurde. In München wurde immerhin im 15. Jahrhundert verordnet, dass jeder seinen Mist noch am gleichen Tag von der Straße entfernen muss. Den Geruch will man sich lieber nicht vorstellen, da viele ihre Notdurft einfach in der Natur, in Gärten oder direkt auf der Straße verrichteten.

Kurios: Die Stadt Nürnberg rügte Albrecht Dürer, weil er heimlich eine Toilette in seiner Küche eingebaut hatte. Solche Privatklos waren zu dieser Zeit nicht erwünscht.

Im barocken Frankreich versuchte man, etwas Stil in das tägliche Geschäft zu bringen, dort diente feine Schafswolle als »Klopapier«. Aus dieser Zeit stammt übrigens auch der Begriff »Toilette«, der damals jedoch den Vorgang des Frisierens, Schminkens und Ankleidens bezeichnete. In den eigens dafür vorgesehenen Ankleideräumen standen auch sogenannte Leibstühle, die man als Vorläufer der Toilette ansehen kann.

Ein Brite erfand das Wasserklosett

Ein Brite, Sir John Harrington, erfand 1596 das erste Wasserklosett, stieß aber auf viel Unverständnis bei seinen Mitmenschen. Nur seine Königin, Elisabeth I., war sehr angetan und ließ sich diese Vorrichtung gleich in ihr Schloss einbauen. Erst rund 180 Jahre später, 1775, meldete der englische Erfinder, Alexander Cummings, das Patent für ein Wasserklosett an. Wir haben Cummings nicht nur die Wasserspülung, sondern auch das doppelt gekrümmte Abflussrohr, Siphon ge-

Die nette Toilette

Dies ist ein Konzept, das die kostenfreie öffentliche Nutzung von Toiletten in Geschäften und Gastronomiebetrieben und öffentlichen Einrichtungen wie Büchereien oder Schwimmbädern gewährleistet. Die nette Toilette ist mit einem eigenen Logo gekennzeichnet. Die teilnehmenden Betriebe erhalten dafür von der örtlichen Stadtverwaltung eine Aufwandsentschädigung. Die Stadt spart im Gegenzug Kosten für eigene öffentliche Toiletten. Die ersten netten Toiletten entstanden im Jahr 2000 aus der Zusammenarbeit der Stadt Aalen mit einer örtlichen Werbeagentur. Inzwischen wurde das Konzept von vielen Städten in Deutschland übernommen. Zum Auffinden von netten Toiletten gibt es eine App für das Smartphone sowie entsprechende Stadtpläne. Aber es gibt auch immer wieder Differenzen, zuletzt in München, hier konnten sich bisher Stadt und Gastronomen nicht über die Höhe der Aufwandsentschädigungen einigen. Im Landkreis München schaut es anders aus, die Stadt Unterschleißheim beteiligt sich bereits seit 2017 an dem Konzept.

nannt, zu verdanken, der auf einfache, aber geniale Weise für einen Geruchsverschluss des Ablaufsystems sorgte.

Es dauerte noch ziemlich lange, bis das Wasserklosett in die normalen Haushalte einzog. An Cummings Modell hat sich bis heute wenig geändert. In Europa und den USA sind heute Flachspüler, Tiefspüler und Absaugklosetts üblich.

Natürlich gibt es auch einen Welttoilettentag, der immer am 19.11. jeden Jahres ist. In diesem Falle hat der weltweite Aktionstag, der 2001 ins Leben gerufen wurde, einen ernsten Hintergrund, denn laut WHO leben noch immer 2,3 Milliarden Menschen ohne sanitäre Grundversorgung. Äthiopien ist laut Charity WaterAid am schlechtesten mit Toiletten versorgt, 93 % der Menschen haben keinen Zugang zu sauberen oder abgeschlossenen Toiletten (Stand 2018).

Das Bundesministerium für wirtschaftliche Zusammenarbeit und Entwicklung weist darauf hin, dass 80 % aller Durchfallerkrankungen in Entwicklungsländern durch schlechte hygienische Bedingungen verursacht sind. Alle 20 Sekunden würde daher ein Kind an den Folgen einer Krankheit durch mangelhafte Hygiene, mit Fäkalien verunreinigte Nahrung oder Trinkwasser versterben.

Wie sieht die optimale Intimhygiene aus?

In erster Linie ist es wichtig, die Schleimhäute und die empfindliche, feine Haut im Scheidenbereich nicht zu reizen. Wenn Seife oder Waschgel verwendet werden, sollten diese mild und parfümfrei sein und den richtigen pH-Wert von 4 haben. Duschgele, die für die Körperpflege konzipiert sind, haben in der Regel einen pH-Wert von 5,5, was ebenfalls im sauren Bereich liegt, aber eben nicht sauer genug ist, damit sich die Milchsäurebakterien, die in der Scheide für Gesundheit sorgen, wohl fühlen.

Bei der Intimhygiene lautet die Regel: weniger ist mehr. Pflegeprodukte, die intensiv duften, besonders schäumen oder andere Zusatzeffekte haben, sind ungeeignet, denn sie reizen die empfindliche Haut, führen zu Irritationen und zerstören den pH-Wert. Eine derart gereizte Haut fühlt sich nicht nur unangenehm an, sondern hat auch krank machenden Bakterien wenig entgegenzusetzen. Die richtige Intimhygiene ist besonders relevant, wenn Blasenentzündungen bei Ihnen ein Problem sind.

Ein weiterer wichtiger Punkt ist das Waschen von vorn nach hinten, genauso wie auch nach dem Toilettengang der Genitalbereich von vorn nach hinten gewischt werden sollte, um das Risiko einer Übertragung von Darmbakterien in die Vagina zu minimieren. Auch damit beugen Sie Blasenentzündungen vor, denn in den meisten Fällen wird die Blasenentzündung durch die Einwanderung von Darmkeimen ausgelöst.

Die Vagina ist ein »schlaues »Mädchen«, reinigt sie sich doch selbstständig durch natürliche Sekrete. Ein übermäßiges Duschen und Waschen kann diesen natürlichen Vorgang behindern und den pH-Wert ungünstig verändern. Normalerweise reicht zum Reinigen des Intimbereichs warmes Wasser, und das bitte auch nur äußerlich. Scheidenduschen oder spezielle Reinigungsmaßnahmen, hierzu gibt es ein großes Angebot, sind überflüssig und zerstören mehr, als dass sie helfen.

Tipps für die richtige Intimhygiene:

- Verwenden Sie zum Reinigen des Intimbereichs nur warmes Wasser, und das auch nur äußerlich. Die Scheide ist ein selbstreinigendes Organ.
- Auf der Toilette immer erst den Intimbereich wischen und danach den Analbereich; von vorn nach hinten wischen, nie umgekehrt!
- Zum 1×1 der Intimhygiene gehört natürlich auch ein gründliches Händewaschen.
- Wechseln Sie täglich die Unterwäsche.
- Achten Sie darauf, dass das Waschmittel keine reizenden Stoffe enthält. In der Wäsche vorhandene Keime werden nur bei einer 60-Grad-Wäsche abgetötet.

- Die Unterhose sollte idealerweise aus Baumwolle bestehen. Wäsche aus Synthetikfasern sorgt für ein feucht-warmes Klima im Intimbereich – ein idealer Tummelplatz für Keime.
- Die Haut im Intimbereich ist empfindlich. Starke Reibungen, wie sie beispielweise beim Fahrradfahren oder beim Geschlechtsverkehr auftreten, können die zarte Haut reizen.
- Auch bei der Intimrasur kann es zu Reizungen und Mikroverletzungen der Haut kommen. Achten Sie daher auf einen scharfen und gut funktionierenden Rasierapparat.
- Periodenprodukte und Slipeinlagen müssen regelmäßig gewechselt werden. Denn Feuchtigkeit und Wärme sind Keimbrutstätten.
- Wenn Sie im Intimbereich eine Waschlotion verwenden möchten, achten Sie bitte auf den pH-Wert.
- Die Scheide hat ein saures Milieu zum Schutz gegen Bakterien, ihr pH-Wert liegt bei 4.
- Die meisten Pflegeprodukte haben einen pH-Wert von 5,5, dazu zählen Duschgele und Shampoos. Das bringt den empfindlichen Intimbereich aus dem Gleichgeweicht.
- Eine besondere Situation besteht während der Wechseljahre, da der Östrogenspiegel kontinuierlich abnimmt und sich dadurch das Gewebe im Intimbereich verändert. Die Haut wird empfindlicher, dünner und trockener. Es kann zu Jucken und Brennen bis zu Schmerzen beim Geschlechtsverkehr kommen.
- Wenn Sie hier ein Pflegeprodukt verwenden wollen, achten Sie neben dem pH-Wert von 4 auch auf die Zugabe von Milchsäurebakterien, den Laktobazillen.
- Zu den natürlichen Ölen, die im Intimbereich angewendet werden können, zählen Olivenöl, Mandelöl und Kokosöl.
- Außerdem gehört zur Intimhygiene auch der regelmäßige Besuch bei Ihrer Gynäkolog*in, um frühzeitig potenzielle Probleme zu erkennen.

Was trägt Frau untenrum?

Das, was gerade angesagt, sexy oder hip ist, steht oft in krassem Gegensatz zu dem, was gesund und hilfreich wäre. Die aus gesundheitlicher Sicht ideale Unterwäsche ist atmungsaktiv, bequem, sitzt also ausreichend locker, und besteht aus Baumwolle. So wird die Feuchtigkeit auf der Haut reduziert, die Belüftung verbessert und die Körpertemperatur gut gehalten. Das, was heutzutage als angesagt gilt und nachgefragt wird, kann man dagegen als minimalistischen Hauch aus Synthetik bezeichnen.

Die Unterhose hat sich mit der herrschenden Mode von üppigen, ballonartigen Kleidungsstücken zu einem kleinen dreieckigen Stofffetzen mit Bändchen daran gewandelt. Das Schrumpfen der Unterhose begann übrigens in den

Für ausreichend Belüftung sorgen

Locker sitzende Kleidung ist besser für die Intimhygiene. Denn grundsätzlich ist enge Kleidung ungünstig, weil sie die Belüftung behindert. Das wiederum führt zu einem Feuchtigkeitsstau. Da wir beständig über die Haut Feuchtigkeit abgeben und insbesondere beim Sport schwitzen, herrschen vor allem im Intimbereich dann schnell tropische Verhältnisse. Die durchgeschwitzte Funktionsbekleidung sollte also sofort nach dem Sportprogramm ausgezogen werden. Und nach dem Duschen kommt dann idealerweise wieder der luftdurchlässige Baumwollslip zum Einsatz.

1920er-Jahren, weil die Röcke immer kürzer und enger wurden. Noch weniger Slip, als zurzeit angesagt ist, geht allerdings nicht, der Trend kann also eigentlich nur zu mehr Stoff hingehen …

Zum Glück kann jede Frau heute selbst entscheiden, was sie untenrum trägt. Was der Gesundheit dienlich ist, und damit vor allem bei Blasenproblemen klug wäre, habe ich ja jetzt beschrieben. Manchmal braucht es eine Weile, um zu erkennen, dass das eigene Wohlbefinden und die Gesundheit wichtiger sind als die Optik. Und es spricht ja nichts dagegen, die Wäsche je nach Anlass zu wechseln.

Menstruationsprodukte

Im Zusammenhang mit der Intimhygiene dürfen Menstruationsprodukte natürlich nicht fehlen. Es ist klar, dass alle Produkte, unabhängig von der Stärke der Blutung, regelmäßig gewechselt werden müssen, seien es nun Tampons, Binden oder Menstruationstassen. Bitte wählen Sie auch hier Menstruationsartikel ohne Duftstoffe, um den empfindlichen Intimbereich nicht unnötig zu reizen.

Im Trend sind aktuell wiederverwendbare Produkte, wie z. B. Menstruationstassen, aber auch wiederverwendbare Stoffbinden und Periodenunterwäsche. Es gibt auch Unterhosen mit bereits eingearbeiteter Binde. Das Angebot ist groß, und jede Frau kann für sich entscheiden, womit sie am besten klarkommt.

Apps sind auf dem Vormarsch. Diese werden immer fortschrittlicher, denn sie bieten auch Zyklusanalysen und Fruchtbarkeitsprognosen an. Neu ist auch die Entwicklung des Smart-Tampons, bei dem Daten wie Flüssigkeitsaufnahme und pH-Wert gemessen werden. So erhält die Verwenderin mehr Informationen über den eigenen Menstruationsverlauf.

In einigen Ländern, wie Schottland, gibt es Initiativen, kostenlose Menstruationsprodukte auszugeben, damit jede Frau Zugang zu den nötigen Hygieneartikeln hat und die Intimhygiene und damit die Frauengesundheit verbessert werden.

Seit Anfang 2020 ist auch Schluss mit der sogenannten Luxussteuer auf Menstruationsprodukte. Denn die Periode ist ja wahrlich kein Luxus. Daher wurde die Mehrwertsteuer von 19 auf 7 % gesenkt. Die 12-%-Differenz sollte den Konsumentinnen zugutekommen. Nur für Slipeinlagen gilt das leider nicht, da sie nicht ausschließlich für die Periode genutzt werden. Natürlich macht das wenig Sinn, denn auch eine Inkontinenz ist ja kein Luxus.

Spanien ist Vorreiter für den Menstruationsurlaub. Hier dürfen Frauen seit 2023 »menstruationsfrei« nehmen, wenn sie unter Periodenschmerzen leiden und sich daher nicht arbeitsfähig fühlen.

Wissenswertes über die Intimrasur

Die Entscheidung für eine Intimrasur oder eine Schamhaarentfernung ist letztendlich eine ganz persönliche Angelegenheit und hängt von den individuellen Vorlieben, dem Komfort und den ästhetischen Vorstellungen ab. Heutzutage ist es üblich, im Intimbereich »Glatze« zu tragen oder sich diesen Bereich selbst zu rasieren oder von Profis stylen zu lassen. Dieser Trend findet sich in den verschiedensten Kulturen und Altersgruppen. Es gibt zurzeit kaum Frauen, die bei sich in diesem Bereich keine Veränderung vornehmen. Natürlicher Wildwuchs ist zurzeit nicht en vogue. Die Vorstellung darüber, was ästhetisch ist, wird stark durch Modetrends und digitale Medien bestimmt und viel weniger von der persönlichen Ansicht der Betroffenen.

Was Sie bei der Intimrasur beachten sollten

Vorbereitung: Reinigen Sie zuvor den Intimbereich gründlich, um die Verschleppung von Bakterien zu minimieren und Hautirritationen vorzubeugen. Sollten die Schamhaare länger sein, sollten Sie diese erst mit einer Schere kürzen, damit sie sich nicht im Rasierer verhaken und grob ausgerissen werden.

Rasur: Wichtig ist die Verwendung eines für diesen Bereich geeigneten Rasierers, der zugleich scharf ist, aber auch hautschonende Eigenschaften besitzen sollte. Sie sollten die Rasur entsprechend der Haarwuchsrichtung vornehmen. Dabei kann ein mildes Rasiergel oder -schaum verwendet werden. Seien Sie besonders vorsichtig im sensiblen Bereich der Schamlippen und der Klitoris wegen der Gefahr von Verletzungen.

Pflege danach: Nach der frischen Rasur eine milde und parfümfreie Hautlotion auftragen, um die Haut zu beruhigen. Atmungsaktive Unterwäsche tragen, die etwas locker sitzt, um eine Reibung zu vermeiden und die Haut atmen zu lassen. Überhaupt ist nach einer Intimrasur das Vermeiden von Reibung auch bei der sonstigen Kleidung sinnvoll; auch Aktivitäten, die viel Reibung erzeugen, sollten nicht gleich im Anschluss erfolgen.

Risiken und Vorsichtsmaßnahmen: Hautirritationen können immer durch eine Rasur erfolgen, sichtbar wird dies durch eingewachsene Haare oder Rötungen. Es kann zu Mikroschnitten kommen, die erstmal kaum sichtbar sind. Aber diese kleinen Verletzungen können sich entzünden. Besser ist es, mit gut gereinigten und absolut sauberen Instrumenten zu arbeiten.

Alternative Methoden

Wachsenthaarung: Als alternative Methode ist die Wachsenthaarung zu erwähnen, eine schon seit vielen Jahrzenten gängige Methode, aus den arabischen Ländern kommend. Der Vorteil ist hier eine längere haarfreie Zeit, da das Haar komplett mit Haarwurzel entfernt wird. Die Wachsenthaarung fordert aber eine gewisse Schmerztoleranz und jede Frau muss für sich entscheiden, ob das die richtige Wahl ist.

Epilieren: Ähnlich verhält es sich beim Epilieren durch entsprechende Epiliergeräte, die man sich anschaffen kann. Ohne Einwände nützlich sind sie, wenn es gilt, eine starke Behaarung der Beine zu entfernen. Im Intimbereich kann das Epilieren als zu schmerzhaft empfunden werden. Auch nicht jede Frau mag im Intimbereich mit solchen Gerätschaften zu Werke gehen bzw. zulassen, dass damit bei ihr hantiert wird. Es ist also auch hier eine individuelle Entscheidung für oder gegen diese Maßnahme. Wichtig zu wissen ist noch, dass Epilieren nur bei einer gewissen Haarlänge funktioniert, damit die feinen Haare überhaupt vom Epiliergerät erfasst werden können.

Haarentfernungscremes lösen chemisch die Haare auf, hier sollte nur auf die speziellen Produkte für den Intimbereich zugegriffen werden. Führen Sie unbedingt zuvor einen Hauttest auf einem kleinen Hautbezirk durch. Wenn die Haut hier gereizt reagiert, verzichten Sie lieber auf diese Methode. Wenn Sie den Eindruck haben, Ihr Intimbereich verkraftet diese Prozedur, tragen Sie die Creme dennoch mit äußerster Vorsicht auf. Sie sollte auf keinen Fall in das Innere der Scharmlippen geraten.

Intimhaarentfernung mit Ultraschall: Zu einer neuen Methode der Intimhaarentfernung zählt die Verwendung von Ultraschallwellen, was auf einer Zerstörung und Schwächung der Haarfollikel basiert. Die Ultraschallwellen erzeugen Wärme, was die Haare in ihrem Wuchs beeinträchtigen soll. Ziel ist die langfristige Reduktion des Haarwuchses. Allerdings kann auch hier die Effektivität von Person zu Person variieren, dennoch ist von einer längeren Zeit bis zum Nachwachsen der Haare auszugehen.

Diese Methode wird meist als weniger schmerzhaft als das Ausreißen der Haare mit Wachs oder einem Epiliergerät empfunden, kann sich aber dennoch auch unangenehm anfühlen. Die Intimhaarentfernung mit Ultraschall sollte idealerweise von geschultem Fachpersonal durchgeführt werden, beispielsweise in einem Kosmetikstudio. Die Kosten für die Behandlung können im Vergleich zu anderen Methoden höher sein. Inzwischen gibt es auch Geräte für den Hausgebrauch, die ähnlich wie ein Epiliergerät, im Einzelhandel erworben werden können.

Was Sie über Gleitgel wissen sollten

Gleitgel kann eine wichtige Rolle beim sexuellen Wohlbefinden spielen. Es ist jedoch wichtig, sicherzustellen, dass das ausgewählte Produkt den eigenen Anforderungen entspricht und für beide Partner als angenehm empfunden wird. Die sexuelle Lustempfindung bei einer Frau ist sehr komplex und von vielen Faktoren abhängig. Manchmal ist es die empfundene Scheidentrockenheit, die Frauen daran hindert, Lust zu empfinden. Hier können Gleitgele helfen, indem sie während der sexuellen Aktivität die Reibung reduzieren und das sexuelle Erleben steigern.

Es gibt verschieden Arten von Gleitgelen:

- **Wasserbasiertes Gleitgel:** allgemein verträglich, kompatibel mit den meisten Materialien, leicht abwaschbar, kann mit Kondom verwendet werden.
- **Silikonbasiertes Gleitgel:** länger anhaltende Gleitwirkung, ist jedoch nicht für Silikonspielzeug geeignet und schwer abwaschbar.
- **Ölbasiertes Gleitgel:** kann nicht mit Latexkondomen verwendet werden, bietet eine gute Gleitwirkung, ist gut für Massagezwecke geeignet.

Anwendung findet Gleitgel vor und während dem Sex. Tragen Sie das Gleitgel großzügig auf die äußeren Genitalien, den Penis oder das Sexspielzeug auf. Während dem Sex kann es immer wieder dazu verwendet werden, für Geschmeidigkeit, Entspannung und Wohlbefinden zu sorgen.

Wann macht Gleitgel Sinn?

Gleitgel reduziert die Reibung. Darum ist es insbesondere bei vaginaler Trockenheit sinnvoll, die sich unabhängig vom Lustgefühl durch hormonelle Veränderungen, als Begleiterscheinung von Medikamenten oder anderen Ursachen zeigen kann.

Geachtet werden sollte bei der Anwendung von Gleitgel auf die Inhaltsstoffe, wenn Sie von Haus aus eine eher empfindliche Haut haben oder zu Allergien neigen. Einige Gele enthalten Zusatzstoffe wie Geschmacks- oder Duftstoffe. Überprüfen Sie auch die Kondomkompatibilität, wenn Sie das Gel während des Geschlechtsverkehrs mit einem Mann verwenden möchten, damit der Verhütung nichts im Wege steht. Bei der Verwendung von Sexspielzeug ist ein silikonbasiertes Gleitgel nicht geeignet, damit es zu keiner Beschädigung durch das Gel kommt.

Käuflich erworben werden können Gleitgele im Fachhandel, in Apotheken, in Drogerien oder im Internet. Auch Ihre Ärzt*innen können Ihnen eine Beratung zu diesem Thema geben, sollte eine Anwendung für Sie infrage kommen.

Der Eigengeruch

Die Wahrnehmung des Duftes unserer Vagina als sexuell anregend zu empfinden, ist sicher sehr subjektiv und individuell. Unterschiedliche Merkmale, Vorlieben und Empfindungen können eine Rolle spielen, wenn es um den Duft des eigenen Partners oder der eigenen Partnerin geht.

Um als Frau mit mehr Sicherheit und Selbstbewusstsein mit diesem Thema umzugehen, ist neben einer offenen Kommunikation in der Partnerschaft, auch ein Wissen über den eigenen Geruch und der damit verbundenen natürlichen Individualität und Schönheit, letztendlich der Einzigartigkeit jeden Körpers, sehr wichtig.

Die Befürchtung, dass die eigene Vagina nicht gut riechen könnte, kann auf verschiedenen Faktoren beruhen, die von individuellen Empfindungen bis hin zu sozialen Normen reichen können. Dazu zählen interessanterweise oft vorrangig gesellschaftliche Erwartungen; durch kulturelle Vorgaben und Einflüsse können Frauen glauben, dass ihre Körpergerüche, einschließlich des Vaginalgeruchs, einem bestimmten Ideal entsprechen sollten. Auch Medien und Werbung sorgen mit unrealistischen Darstellungen von Körpergerüchen und Schönheitsidealen für Unsicherheiten.

Ein weiterer Grund kann auch das mangelnde Verständnis der weiblichen Anatomie und der natürlichen Prozesse sein. Möglicherweise sind einige Frauen nicht über die normalen Geruchsvariationen informiert. Dazu kommen negative Erfahrungen, Kommentare oder Vorurteile, gepaart mit Selbstzweifeln und der Angst vor Ablehnung aufgrund des Geruchs.

Missverständnisse und Mythen über Hygienepraktiken im Intimbereich kommen hinzu; und Frauen glauben, sie müssten ihre Vagina auf bestimmte Weisen behandeln, um als sauber oder akzeptabel angesehen zu werden.

Fakt ist, Frauen dürfen und sollen duften

- Der Duft der Vagina kann natürlich variieren, z. B. abhängig davon, was Sie essen, und ist ein Zeichen für eine gesunde vaginale Flora.

Scheidendusche? Nein, danke!

Scheidenspülungen, auch als Vaginalduschen oder Intimduschen bekannt, sind umstritten und können negative Auswirkungen auf die vaginale Gesundheit haben. Auch wenn sie in den Medien immer wieder ein Thema sind, wodurch bei einigen Frauen eine Unsicherheit aufkommen kann. Es kann der Eindruck entstehen, dass Frauen durch eine Scheidendusche ihre Hygiene verbessern oder eine bessere Geruchskontrolle erzielen können. Oder dass dies eine probate Methode gegen Ausfluss sei. Alle drei Annahmen sind aber falsch!

Scheidenduschen schaden der Intimhygiene

Die gesunde Scheidenschleimhaut reinigt sich selbst. Dieses Organ benötigt keine Dusche. Im Gegenteil:

- Spülungen stören das empfindliche Gleichgewicht bezüglich des pH-Werts und der Feuchtigkeit in der Vagina,
- erhöhen sogar das Infektionsrisiko, weil die gesunden Milchsäurebakterien mit entfernt werden und
- können aufgrund der Inhaltsstoffe zu Reizungen und Allergien führen.

Geruchskontrolle und Ausfluss

Jede Frau und ihre Vagina haben einen individuellen Duft als Zeichen der gesunden, vaginalen Flora. Tritt ungewöhnlicher Ausfluss auf oder verändert sich der Geruch unangenehm, kann dies ein Krankheitszeichen sein und Sie sollten Ihre Frauenärztin bzw. Ihren Frauenarzt aufsuchen. Je nach Erkrankungsursache kann dann auch eine ärztlich verordnete Scheidenspülung erforderlich sein, die genau nach Anleitung verwendet werden sollte.

- Jeder Körper ist einzigartig, und individuelle Unterschiede im Geruch und Geschmack sind völlig normal.
- Der Scheidengeruch ist mit Pheromonen angereichert, die biochemische Signale aussenden, die eine wichtige Rolle bei der sexuellen Anziehung spielen. Zum individuellen Geruch, einschließlich des Vaginaldufts, gehören also natürlicherweise auch Pheromone.
- Diese haben eine Wirkung auf das Gehirn, auf das limbische System, das mit Emotionen und sexuellen Reaktionen verbunden ist.
- Der Duft kann in intimen Momenten das sexuelle Verlangen stimulieren.
- Der individuelle Geruch kann daher starke emotionale Verbindungen hervorrufen und für den Partner/die Partnerin sexuell besonders anregend sein.

Wie die Ernährung hilft

Auch das, was Sie täglich zu sich nehmen, hat einen großen Einfluss darauf, wie gut es Ihrer Blase geht. Neben gesundem Essen und Trinken gibt es echtes Blasen-Superfood.

Jeden Tag ausreichend Flüssigkeit zu trinken, fällt manchmal richtig schwer. Dennoch sollte es Ihnen zur Gewohnheit werden, regelmäßig 1,5–2 Liter über den Tag verteilt zu trinken. Wasser ist ein Gesundbrunnen für unseren ganzen Körper und auch die Blase benötigt regelmäßig Flüssigkeit, um durchgespült zu werden. Wird der Urin zu konzentriert, können die enthaltenen Abfallstoffe die Blase reizen und die Entstehung von Blasenentzündungen begünstigen. Am besten trinken Sie gleich morgens direkt nach dem Aufstehen ein Glas warmes Wasser. Das regt die Verdauung und den Stoffwechsel an. Ein regelmäßiger Stuhlgang sorgt grundsätzlich schon mal für mehr Ruhe und Entspannung für die Blase. Denn dadurch wird weniger Druck auf die umliegenden Organe, wie die Blase, ausgeübt.

Ausreichend trinken!

Ideal sind kleine Trinkportionen von 200 ml, die gleichmäßig über den Tag verteilt werden. Aber bitte nicht zu den Mahlzeiten trinken, sondern in den Zeiten dazwischen. Warum? Die Nahrung sollte ausreichend gekaut und eingespeichelt werden, denn die ersten Verdauungsschritte beginnen bereits im Mund. Wird das Essen mit Getränken einfach heruntergespült, mindert dies die Verdauungsleistung.

Um sich das Viel-Trinken leicht zu machen, gestalten Sie sich doch z. B. ein schönes Glas selbst oder besorgen Sie sich eine fröhliche Tasse, sodass es Spaß macht, daraus zu trinken und verwenden Sie dies auch als Erinnerungsstütze. Denken Sie daran, rechtzeitig vor dem Schlafengehen die Getränkezufuhr zu stoppen, damit Sie nicht nachts zur Toilette müssen und erholsam schlafen können.

Vermeiden Sie Getränke, die Ihre Blase reizen

Manche Getränke reizen die Blase und sorgen dadurch für vermehrte Toilettengänge. Vielleicht haben Sie schon einmal bemerkt, dass Sie häufiger Harndrang verspüren, wenn Sie stark kohlensäurehaltige Getränke zu sich nehmen. Was im Besonderen Ihre Blase reizt, müssen Sie persönlich für sich herausfinden. Dennoch gibt es Getränke, von denen man weiß, dass sie oft reizend und harntreibend wirken.

Was die Blase reizen kann:

- Saft aus Zitrusfrüchten (Orange, Zitrone etc.)
- Kaffee
- schwarzer Tee
- Alkohol
- kalorienreduzierte Getränke
- kohlensäurehaltige Getränke
- säurehaltige Säfte z. B. Apfelsaft und Orangensaft
- Tomatensaft
- Selleriesaft

Sanft zu Ihrer Blase sind:

- Wasser (am besten ohne Kohlensäure)
- Kräutertee
- Gemüsesäfte wie Karottensaft, Gemüse-Smoothies
- Birnensaft
- Bananensaft
- Kokosdrink

Wenn Sie morgens Kaffee brauchen, um wach zu werden, probieren Sie doch mal als Ersatz diesen köstlichen Smoothie, der zudem nahrhaft ist und voller Vitamine steckt. Das Ginseng-Pulver wird aus der Ginseng-Wurzel gewonnen, einer chinesischen Heilpflanze, die für eine bessere Durchblutung sorgt und ähnlich wie Kaffee munter macht.

Tropischer Ginseng-Smoothie

Für 1 Portion brauchen Sie:

- 250 ml Kokoswasser
- 80 g frische Mango
- 90 g frische Ananas in Stücken
- 1 Prise Muskatnuss
- ½ TL Zimt
- ½ TL Ginseng-Pulver

Das Kokoswasser in einen Mixer geben, dann die übrigen Zutaten dazufüllen. Zunächst den Mixer auf geringe Stufe stellen, dann schrittweise die Geschwindigkeit erhöhen, es sollte eine cremige Konsistenz entstehen. Den Smoothie in ein Glas füllen und mit einem Ananasstück garniert genießen.

Die Harnwege spülen: Tees & Co.

Teesorten mit harntreibenden Inhaltsstoffen sorgen für eine Durchspülung, wirken außerdem krampflösend und entzündungshemmend, einige sogar antibakteriell. In Apotheken gibt es oft ein großes Angebot, lassen Sie sich von den Fachkräften dort beraten. In Drogeriemärkten finden Sie meist auch verschiedene Beuteltees für die Harnwege. Zu den klassischen Blasenkräutern gehören:

- Goldrute (Seite 52)
- Birkenblätter (Seite 87)
- Brennnessel (Seite 120)
- Kapuzinerkresse (Seite 126)
- Meerrettichwurzel (Seite 126)
- Bärentraubenblätter (Seite 118)

Beispiel für eine schmackhafte Teemischung:

- 50 g Birkenblätter
- 40 g Brennnesselblätter
- 30 g Goldrutenblüten
- 30 g Löwenzahnblätter
- 30 g Ackerschachtelhalmkraut
- 20 g Mädesüßblüten und -blätter

Das ergibt eine Teemischung von 200 g. Diese könnten Sie sich z. B. in einer Apotheke zusammenmischen lassen. Gießen Sie 1 Esslöffel Teemischung mit 250 ml kochendem Wasser auf und lassen den Aufguss 10–15 Minuten ziehen. Von dieser Teemischung können Sie 3–5 Tassen pro Tag trinken.

Bärentraubenblätter

Bärentraubenblätter (Arctostaphylos uva-ursi) werden gern aufgrund ihrer harntreibenden und antibakteriellen Eigenschaften in der Kräuterheilkunde und der Traditionellen Chinesischen Medizin (TCM) verwendet. Ein besonderes Merkmal ist ihr hoher Gehalt an Arbutin, das im Körper in Hydrochinon umgewandelt werden kann und deshalb antibakteriell wirkt, beispielweise bei leichten Harnwegsinfekten. Da Arbutin bei dauerhafter Anwendung Nebenwirkungen haben kann, wie Schwindel und Übelkeit, ist die Einnahmezeit auf maximal 1 Monat begrenzt. Sollen Bärentraubenblätter länger eingesetzt werden, sollte dies unter ärztlicher Aufsicht erfolgen, um die potenzielle Lebertoxizität im Blick zu haben.

Heilkräuter nach Hildegard von Bingen

Das Heilwissen der Hildegard von Bingen wird heute neu entdeckt. Und obwohl sie vor vielen Jahrhunderten gelebt hat, trifft ihre Heilküche den Zeitgeist, nutzt diese doch die natürlichen Inhaltsstoffe heimischer Pflanzen. Für die Blase und die Harnwege sind hier zwei Pflanzen hervorzuheben: Brennnessel und Salbei.

» Brennnesselsüppchen nach Hildegard von Bingen

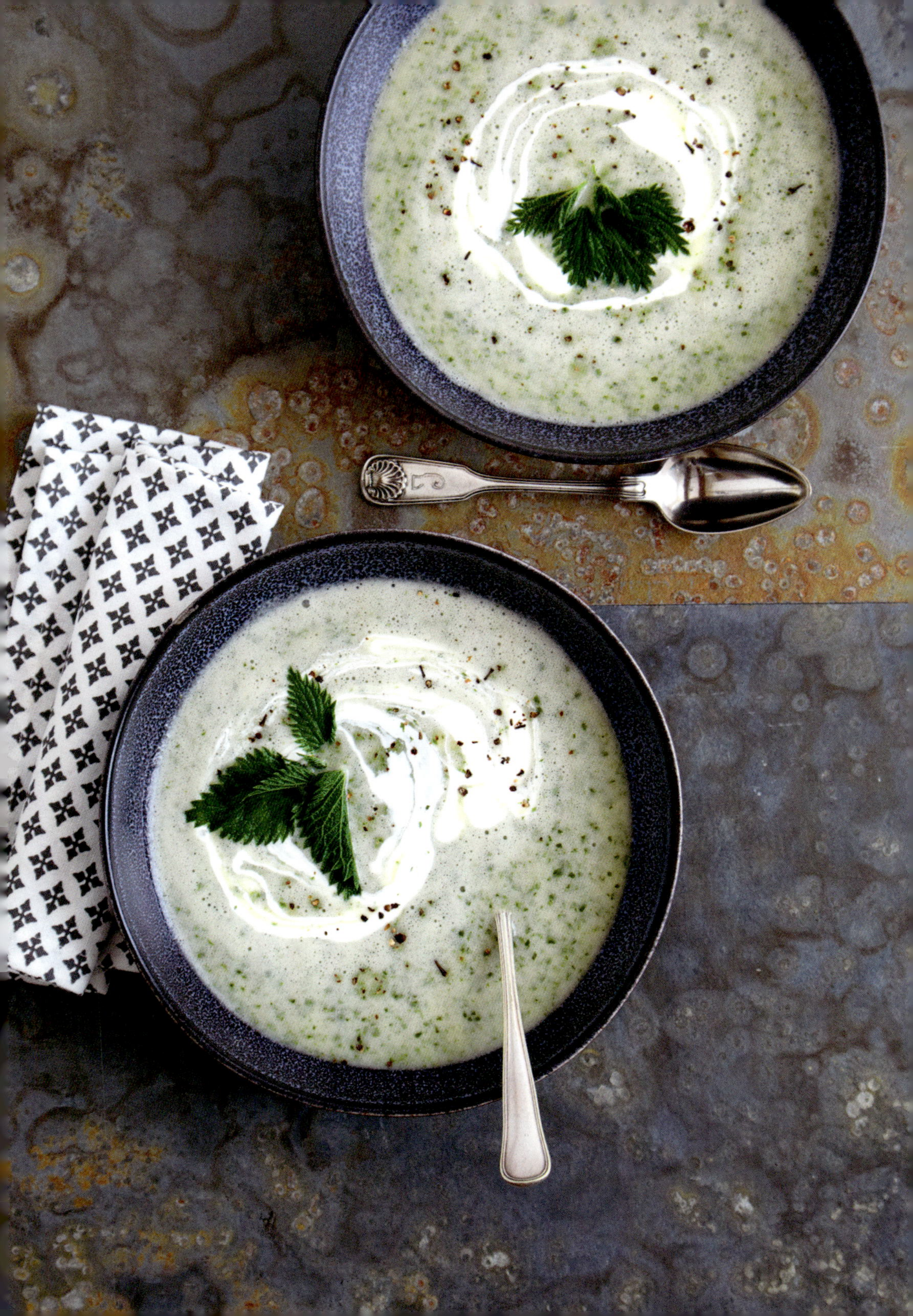

Brennnessel wirkt harntreibend

Bei Gartenbesitzern gilt die Brennnessel als Unkraut, das sich nur schwer ausmerzen lässt, weil die Wurzeln im Boden weit wandern und immer wieder neue Ableger emporwachsen lassen. Zudem ist die Pflanze ausdauernd und anspruchslos. Für Menschen, die die Heilkräfte der Brennnessel nutzen wollen, ist es positiv, dass sich diese Pflanze allerorten finden lässt.

Wussten Sie, dass man früher aus den faserigen Stängeln der Brennnessel Garn zum Weben herstellte, bevor die Baumwolle zu uns kam? Daher hat sich das Wort Nesseln für ungebleichtes Gewebe bis heute erhalten. Im Volksmund spricht man davon »sich in die Nesseln zu setzen«.

Die Brennnessel wirkt reinigend und harntreibend und hilft bei Blaseninfektionen. In der Hildegard-Medizin wird sie gern als Entwässerungsmittel bei einer reinigenden Frühjahrskur verwendet. Brennnesseln sind reich an ätherischen Ölen, Bioflavonoiden, Vitamin C und B-Vitaminen. Wie schmackhaft Brennnesseln zubereitet werden können, zeigt das folgende Rezept (Foto Seite 118).

Brennnesselsüppchen

Für eine Suppe für 2 Personen brauchen Sie:

- 3 Handvoll junge Brennnesselblätter
- 1 Zwiebel
- 1 EL Butter
- 1 EL Mehl
- 500 ml Gemüsebrühe
- 1 Prise Kubebenpfeffer (oder normaler schwarzer Pfeffer)
- 2 EL Sauerrahm

Die Brennnesseln gut waschen und klein schneiden oder mit einem Mixstab pürieren. Die Zwiebel schälen und fein hacken. Butter in einem Topf zerlassen. Zwiebel glasig andünsten, mit dem Mehl bestäuben, kurz anschwitzen und mit der Brühe auffüllen. Das Brennnesselpüree dazugeben und die Suppe mit Kubebenpfeffer abschmecken. Die warme Suppe in 2 Suppenschalen füllen und mit einem Klacks Sauerrahm verfeinern. Guten Appetit!

Und falls Sie Kubebenpfeffer noch nicht kennen, dieser ist nicht nur außergewöhnlich schmackhaft, sondern hat gemäß Hildegard-Medizin auch besondere gesundheitsfördernde Wirkungen. Das Kauen von ein paar Kubebenkörnern soll z. B. gegen Energiemangel und Konzentrationsschwäche helfen, u. a. auch in den Wechseljahren. Dazu können Sie bei Bedarf 5–10 Körner täglich in den Mund nehmen und diese lutschen oder kauen. Oder Sie verwenden den Kubebenpfeffer einfach zum Würzen, wie in dieser Suppe, anstelle des herkömmlichen schwarzen Pfeffers.

Salbei hilft bei Blasenschwäche

Salbei ist ähnlich anspruchslos wie Brennnessel und lässt sich einfach im Garten anpflanzen. An einem sonnigen, nicht zu feuchten Standort gedeiht er am besten.

Der Name Salbei stammt aus dem lateinischen salvere und bedeutet so viel wie heilen, gesund sein, retten. Seine Heilkraft wird über die Jahrhunderte immer wieder hervorgehoben. Bei Hildegard von Bingen ist der Salbei ein besonders wichtiges Heilkraut, das bei verschiedenen Beschwerden eingesetzt wird. Nach ihrem Verständnis beseitigt er Krankheitsursachen, wie sie in ihren Lehrbüchern *Causae et curae* sowie in der *Physica* beschreibt.

Bei Inkontinenz empfiehlt Hildegard von Bingen, oft warmen Salbeitee zu trinken. Auch bei übermäßigem Harndrang, Blasenschwäche und Reizblase ist Salbeitee in der Hildegard-Medizin die richtige Therapie. Die Zubereitung ist ganz einfach: Zupfen Sie einige frische Salbeiblätter im Garten oder von Ihrem Balkonbeet (Salbeipflanzen im Topf gibt es im Supermarkt, Biomarkt oder Gartencenter) und lassen Sie sie mit einem ½ Liter Wasser ca. 5 Minuten kochen. Dann die Blätter absieben und den Tee über den Tag verteilt trinken. Dazu am besten in einer Thermosflasche warm halten.

Antientzündliche Ernährung

Viele Menschen leiden unter Erkrankungen, die mit entzündlichen Prozessen im Körper zusammenhängen wie Rheuma, Asthma und Neurodermitis oder eben rezidivierenden Blasenentzündungen. Wenn dies auch bei Ihnen so ist, möchte ich Ihnen ans Herz legen, sich einmal genauer mit Ihrer Ernährung zu befassen. Denn diese spielt eine entscheidende Rolle bei der Entzündungsneigung unseres Körpers. Die Frauenärztin Dr. Daniela Oltersdorf hat dazu ein sehr aufschlussreiches Buch verfasst, aus dem ich Ihnen hier nur beispielhaft einige wichtige Zusammenhänge skizzieren möchte. Unsere übliche Ernährung ist reich an Produkten aus Weizen (Brot, Kuchen, Kekse, Teigwaren, Pizza etc.), Milchprodukten (Milchgetränke, Jogurt, Quark, Käse aller Art etc.) und Zucker. Alle drei fördern in den Mengen, in denen wir sie zu uns nehmen, Entzündungen. Zum Zucker schreibt die Autorin sinngemäß, dass er stille Entzündungen auslöst, wenn mehr als 20 % des täglichen Energiebedarfs durch zuckerhaltige Nahrungsmittel gedeckt werden. Zucker wirkt sich zudem schon nach 2 Tagen negativ auf den Darm und sein Mikrobiom aus, indem er das Wachstum schädlicher Darmbakterien fördert. Diese Veränderung des Mikrobioms kann wiederum zum Leaky-Gut-Syndrom (bei dem die Dünndarmwand durchlässig wird und so Giftstoffe in den Blutkreislauf gelangen), zu Entzündungsprozessen und einem fehlgeleiteten Immunsystem führen. Dieser Effekt wird noch verstärkt, wenn Ballaststoffe aus Gemüse und Vollkornprodukten fehlen.

Dr. Oltersdorf beschreibt in ihrem Buch *Chronische Entzündungen: Reizarm essen* ein 4-Wochen-Programm, um das Entzündungsgeschehen im Körper zu stoppen. Diese antientzündliche Ernährung ist nicht nur für entzündungsgeplagte

Menschen heilsam, sondern generell gesund. Zum Frühstück gibt es z. B. Porridge, der mit Pflanzendrink zubereitet wird. So ein warmer Frühstücksbrei ist nicht nur ein guter Start in den Tag, sondern lässt sich auch köstlich zubereiten und vielfältig variieren. Denn er kann aus Haferflocken, Reisgrieß, Dinkelflocken, Hirse oder Buchweizen hergestellt und mit verschiedenen Nüssen, frischen Früchten und antientzündlichen Gewürzen wie Zimt oder Kurkuma verfeinert werden.

Als Richtlinien für eine entzündungshemmende Ernährung nennt Dr. Oltersdorf den Verzehr von 500 g Gemüse und Obst pro Tag. Idealerweise werden pro Woche 25 unterschiedliche Gemüse- und Obstsorten verzehrt. Die Devise lautet also: Treiben Sie es bunt! Was Getreide angeht, ist eigentlich alles erlaubt, bis auf Weizen. Und es sollte sich natürlich um Vollkorngetreide handeln. Zwei bis 5 Bio-Eier pro Woche sowie jeweils 2-mal pro Woche Fisch und Fleisch sind ebenfalls möglich. Hinzu kommen 20–30 g Nüsse pro Tag sowie 5–15 Teelöffel hochwertige Öle. Idealerweise bereiten Sie Ihre Mahlzeiten frisch zu. Als kleinen Einblick, wie lecker diese entzündungshemmende Ernährung ist, hier noch 3 Rezepte, die jeweils für 4 Portionen berechnet sind.

Cranberry-Rotkohl

Sie benötigen folgende Zutaten:

- 1 kg Rotkohl
- 2 EL Oliven- oder Rapsöl
- 2 EL Reissirup oder Honig
- 200 ml Granatapfelsaft
- 2 Nelken
- 3 Wacholderbeeren
- 1 Lorbeerblatt
- 1 Zimtstange
- Salz, Pfeffer
- 1 Handvoll Cranberrys

Rotkohl waschen, vierteln und den Strunk entfernen. Dann den Kohl in feine Scheiben schneiden oder hobeln. Anschließend in einem Schnellkochtopf im Öl anbraten, mit Reissirup oder Honig karamellisieren und mit Granatapfelsaft ablöschen. Gewürze und Cranberrys hinzugeben, gut umrühren und bei geschlossenem Topf 25 Minuten köcheln lassen. Auf Teller verteilen und servieren.

Kürbis-Kokos-Suppe

Für diese gesunde Suppe brauchen Sie:

- 150 g Hokkaido-Kürbis
- 1 Möhre
- 100 g Knollensellerie
- 2 EL Oliven- oder Rapsöl
- 500 ml Gemüsebrühe
- 250 ml Kokosmilch
- Salz, Pfeffer
- etwas gemahlener Ingwer
- 2 EL Kürbiskerne

Das Gemüse waschen, ggf. schälen, klein schneiden, mit Öl in einem Topf anschwitzen und mit der Gemüsebrühe

» Kürbis-Kokos-Suppe

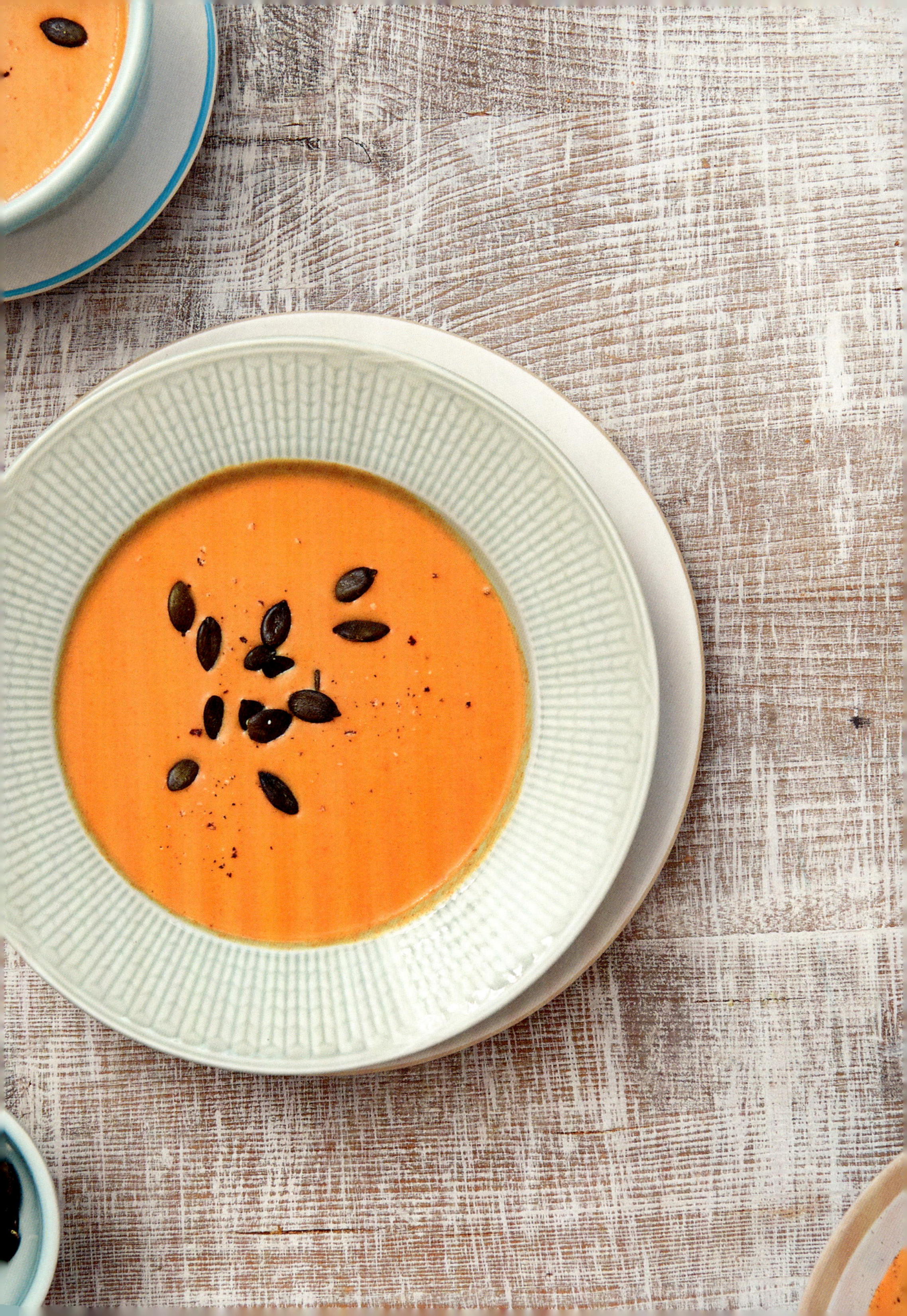

ablöschen. Dann 15 Minuten köcheln lassen. Kokosmilch hinzufügen, alles würzen und mit dem Stabmixer pürieren. Die Suppe auf Teller verteilen und die Kürbiskerne daraufgeben.

Rosenkohl mit Granatapfelkernen

Für das Rezept benötigen Sie:

- 500 g Rosenkohl
- 2 EL Butter oder Butterschmalz
- 1 Granatapfel
- Salz, Pfeffer
- 2 EL gehackte Pistazien

Rosenkohl waschen, putzen und halbieren. In einer Pfanne Butter oder Butterschmalz zerlassen und Rosenkohl darin von allen Seiten 5 Minuten anbraten. Dann bei geschlossenem Deckel 10 Minuten weitergaren. Inzwischen Granatapfel halbieren, eine Hälfte auspressen und aus der anderen die Kerne auslösen. Rosenkohl würzen, mit Saft ablöschen und kurz ziehen lassen. In eine Schüssel umfüllen, Granatapfelkerne und Pistazien untermischen. Auf Teller verteilen und servieren.

Cranberrys: die Super-Beeren für Ihre Blase

Cranberrys sind das pflanzliche Heilmittel bei häufigen Blasenentzündungen. Dies wurde in zahlreichen Studien nachgewiesen. Die amerikanische Verwandte der Preiselbeere wird klassischerweise als Cranberrysaft eingesetzt, der in vielen Lebensmittelgeschäften erhältlich ist. Aber Sie können Cranberrys auch in Form von Tabletten, Kapseln oder Sirup einnehmen. Sie können sich sowohl vorbeugend als auch bei einer akuten Infektion die Pflanzenkraft der Cranberrys zunutze machen.

Die antibakteriellen Inhaltsstoffe der sauer schmeckenden Cranberrys sind Flavonoide, Säuren und Saponine. Die Flavonoide sind für die rote Farbe verantwortlich. Die organischen Säuren, zu denen auch das Vitamin C gezählt werden kann, lassen sie schön hellrot erscheinen. Saponine sind schaumbildenden Substanzen, die eine wichtige Rolle für die Harnwegsdesinfektion spielen. Cranberrys machen die Blasenschleimhaut schlüpfrig und damit schwer angreifbar für unerwünschte Bakterien. Dieser Anti-Haft-Effekt kommt wahrscheinlich aus einem Zusammenspiel der Flavonoide und Säuren mit den Saponinen zustande. Saponine setzen die Oberflächenspannung herab und fördern auf diese Weise die Ausschwemmung von Keimen. Sie wirken auf der Schleimhaut wie eine Art Putzmittel.

So wenden Sie Cranberrysaft an

Kaufen Sie sich 100%igen Cranberrysaft am besten in Bioqualität und trinken davon über den Tag verteilt jeweils ein Gläschen. Die Gesamtmenge pro Tag sollte 250 ml bis maximal 750 ml sein, je nachdem, wie viel des sauren Saftes Sie gut vertragen. Diese Cranberrysaftkur können Sie zur Vorbeugung bei wiederkehrenden Infekten, bei einer akuten Infektion und auch zur Nachbehandlung einer Harnwegsinfektion über 2–4 Wochen durchführen.

Neben der recht praktischen Anwendung des Cranberrysaftes kann aus den frischen Beeren ein Essiggetränk mit einem intensiven Auszug der Pflanzenwirkstoffe hergestellt werden, schreibt die Ernährungswissenschaftlerin Dr. Karin Buchart in Ihrem TRIAS Buch *Nutrazeutika, heilende Nahrungsmittel, Kräuter und Gewürze*, in dem sie erläutert, wie wir pflanzliche Hausmittel gezielt einsetzen können, um z. B. unser Immunsystem und die Harnwege zu stärken. Im Cranberry-Essig kommen zu den Beereninhaltsstoffen noch Essig und Scharfstoffe aus Ingwer hinzu, sodass eine intensive desinfizierende Wirkung bis in die Harnwege entsteht und zudem das Wachstum von erwünschten Bakterien gefördert wird. Diese selektive Wirkung, dass es den guten Bakterien gemütlich und den schlechten ungemütlich gemacht wird, bezeichnet man als Symbioselenkung.

Noch mehr Pflanzenpower für Ihre Blase

Ich möchte Ihnen hier noch zwei weitere Pflanzen vorstellen, deren Inhaltsstoffe starke Verbündete im Kampf gegen Harnwegsinfektionen sind: Meerrettich und Kapuzinerkresse. Ausführliche Pflanzenporträts, das komplette Anwendungsspektrum und verschiedene Rezepte finden Sie wiederum im schon erwähnten Nutrazeutika-Buch. Die Schärfe des Meerrettichs ist auch seine wichtigste Waffe gegen Bakterien. Dafür verantwortlich sind die enthaltenen Senfölglykoside, die beim Raspeln der frischen Wurzel massiv freigesetzt werden; also Obacht bei der Zubereitung, damit Augen und Nase nicht zu stark gereizt werden, oder Sie überlassen diese Arbeit gleich einer Küchenmaschine.

Blasenkur mit selbst gemachtem Cranberry-Essig

Als Zutaten benötigen Sie 3 EL Cranberrys, 250 ml Bio-Apfelessig, etwas frischen Ingwer und, wenn es noch etwas schärfer werden darf, auch ein bisschen frische Chilischote. Zerkleinern Sie alle Zutaten, geben Sie sie in ein Schraubglas und fügen den Essig hinzu. Dann das Glas fest verschließen und das Ganze 2 Wochen ziehen lassen. Für die Anwendung geben Sie von diesem Cranberry-Essig 1 EL in ein Glas mit Wasser, fügen noch 1 TL Honig hinzu, verrühren gut und trinken dieses Getränk 1- bis 2-mal pro Tag kurmäßig einige Tage bis zu 2 Wochen vorbeugend oder zur Unterstützung bei Harnwegsinfekten.

Frische Meerrettichwurzel

Bereits ab ungefähr 10 g frisch geriebener Meerrettichwurzel (ca. 1 EL) wird eine antimikrobielle Wirkung vom Mund-Nasen-Bereich bis in die Harnwege erreicht, schreibt Dr. Buchart. In den Harnwegen kommt die therapeutische Dosis nach 4–6 Stunden an. Machen Sie sich diese Wirkung doch zunutze, indem Sie bei Bedarf einige Tage bis zu einer Woche täglich ein kleines Stück frische Meerrettichwurzel schälen, fein raspeln und gleich verzehren. Pur ist das allerdings für die meisten aufgrund der Schärfe ungenießbar, daher rühren Sie die Meerrettichraspeln gern in etwas Joghurt, Quark oder Schmand ein; durch die Fette wird die Scharfwirkung gemildert. Sahne-Meerrettich ist ein bekannter Klassiker.

Kapuzinerkresse

Kapuzinerkresse ist mit ihren gelben und orangen Blüten eine Zierde jeden Gartens. Wenn Sie schon einmal eine Blüte gekostet haben, wissen Sie, dass die leichte Schärfe sich erst nach einer Weile im Mund entwickelt. Die enthaltenen Senfölglykoside werden erst durch das Kauen freigesetzt. Insgesamt ist die Schärfe jedoch wesentlich dezenter als beim Meerrettich. Die orange Farbe weist schon darauf hin, dass diese Pflanze auch reich an Carotinoiden ist, den sekundären Pflanzenstoffen, die in unserem Körper in Vitamin A umwandelt werden. Carotinoide sind als Vitamin-A-Vorstufen nicht nur für die Sehkraft unerlässlich, sondern auch wichtig für eine starke Immunabwehr. Meerrettich und Kapuzinerkresse sind daher ein super Team im Kampf gegen Harnwegsinfekte. Dr. Buchart schreibt dazu, dass diese beiden scharfen Pflanzen zusammen breitere und stärkere Effekte bewirken, als wenn sie einzeln verwendet werden. Man könne die beiden als natürliche Antibiotika bezeichnen, gegen die im Gegensatz zu ihren chemischen Verwandten keine Resistenzen entwickelt werden könnten, da die komplexe Wirkung dieser Nutrazeutika aus Hunderten von Pflanzenwirkstoffen entstehe, so die Nutrazeutika-Expertin.

D-Mannose gegen Blasenentzündungen

Eine interessante Substanz für Frauen mit häufigen Blasenentzündungen ist der Einfachzucker D-Mannose. Er soll, genauso wie Cranberrys, dafür sorgen, dass Krankheitskeime nicht an der Blasenschleimhaut andocken können, um sich dort anzusiedeln und zu vermehren. Dies erleichtert das Ausspülen der Keime und dient somit der Prophylaxe. D-Mannose ist als Nahrungsergänzungsmittel oder als Medizinprodukt in Apotheken erhältlich.

Eine Studie, die dazu durchgeführt wurde, verglich die vorbeugende Wirkung von D-Mannose mit der eines niedrig dosierten Langzeit-Antibiotikums und keiner Vorbeugemaßnahme. Es nahmen rund 300 Frauen mit akuter Blasenentzündung teil, die wiederholt unter Harnwegsinfekten gelitten hatten. Alle Frauen erhielten zunächst für 1 Woche zur Behandlung der akuten Blasenentzündung das Antibiotikum Ciprofloxacin. Danach erhielt jeweils ein Drittel der Teilnehmerinnen über 6 Monate:

- täglich einmalig 50 mg Nitrofurantoin (ein weiteres Antibiotikum)
- täglich 2 g D-Mannose in einem Glas Wasser gelöst
- keine Rezidivprophylaxe

Das erstaunliche Ergebnis: Die Frauen, die mit D-Mannose vorgebeugt hatten, erlitten seltener erneute Harnwegsinfekte als die, die keine Vorbeugung betrieben hatten, aber auch als die, die ein Antibiotikum eingenommen hatten. In der D-Mannose-Gruppe hatten 14,6 %, in der Nitrofurantoin-Gruppe 20,4 % und in der Gruppe ohne Rezidivprophylaxe 60,8 % einen weiteren Harnwegsinfekt erlitten. In dieser Studie wirkte also D-Mannose sogar etwas besser als ein niedrig dosiertes Langzeitantibiotikum.

D-Mannose ist zwar ein Zucker, kann aber nicht verstoffwechselt werden und gelangt daher unverändert in den Harn, was ja für den therapeutischen Effekt erwünscht ist. In der Harnblase besetzt

Meerrettich-Kapuzinerkresse-Tinktur und -Butter

Ideal zur kurmäßigen Anwendung ist eine Meerrettich-Kapuzinerkresse-Tinktur. Hierzu benötigen Sie 4 EL frisch geraspelte Meerrettichwurzel, 8 EL frisch gehackte Kapuzinerkresse und 250 ml Korn oder Wodka mit 35–50 Vol.-% Alkohol. Das Ganze lassen Sie in einem fest verschlossenen Schraubglas 2 Wochen ziehen. Dann seihen Sie die Pflanzenbestandteile ab und geben den alkoholischen Auszug in eine dunkle Flasche, die Sie fest verschließen. Von dieser Tinktur nehmen Sie zur allgemeinen Immunstärkung, zur Vorbeugung von Harnwegsinfekten oder zur natürlichen Desinfektion der Harnwege 1–3 TL über den Tag verteilt, gern vor oder nach den Mahlzeiten, zu sich. Eine würzig-leckere Variante ist Meerrettich-Kapuzinerkresse-Butter: Dazu werden 1–2 EL frisch geraspelter Meerrettich, 2 EL gehackte Kapuzinerkresse (Blätter und Blüten), etwas Salz, etwas Zitronensaft mit 100 g weicher Butter in der Küchenmaschine gemixt. Etwas frischen Ingwer, Petersilie, rote Zwiebel oder getrocknete Tomaten können Sie ganz nach Geschmack ebenfalls untermixen. Diese selbst gemachte Kräuterbutter schmeckt gut zu Kartoffeln oder anderen Gerichten, zu denen Butter und Würze passen. Bitte im Kühlschrank aufbewahren.

D-Mannose die Bindungsstellen der Bakterien, sodass diese nicht an die Blasenschleimhaut andocken können und beim nächsten Wasserlassen ausgeschieden werden. D-Mannose gibt es in unterschiedlichen Darreichungsformen. Die jeweilige Einnahmeempfehlung steht auf der Verpackung.

Nahrungsergänzungsmittel, die der Blase guttun

Die beschriebene Pflanzenkraft kann man sich auch in Form von Nahrungsergänzungsmitteln einverleiben, denn es gibt natürlich auch Fertigpräparate aus Cranberry, Meerrettichwurzel und Kapuzinerkresse zum Einnehmen. Zur allgemeinen Stärkung der Blase und auch für spezielle unterstützende Anwendungen, z. B. bei Blasenentzündung, gibt es darüber hinaus ein großes Angebot an Nahrungsergänzungsmitteln. Ich kann Ihnen hierzu nur einen kleinen Überblick geben.

Omega-3-Fettsäuren

Dabei handelt es sich um essenzielle Fettsäuren, die für verschiedene Organsysteme, einschließlich des Harnsystems, von Bedeutung sind. Besonders relevant sind die Omega-3-Fettsäuren Eicosapentaensäure (EPA) und Docosahexaensäure (DHA), die entzündungshemmende Eigenschaften haben. In Studien wurde festgestellt, dass Omega-3-Fettsäuren das Risiko von Blasenentzündungen reduzieren können. Sie haben auch eine positive Wirkung auf dem gesamten Hormonhaushalt. Grundsätzlich sollten Omega-3-Fettsäuren Teil einer ausgewogenen Ernährung sein. Zusätzlich können Omega-3-Präparate dauerhaft eingenommen werden.

Zink

Dies ist ein essenzielles Spurenelement, das für verschiedene Funktionen im Körper, einschließlich des Immunsystems und der Wundheilung, wichtig ist. Zink ist ein Cofaktor von mehr als 300 Enzymen. Besonders bedeutsam sind die entzündungshemmenden Eigenschaften von Zink bei entzündlichen Zuständen im Harntrakt. Denn ein ausreichender Zinkstatus ist wichtig für die normale Funktion des Immunsystems, für den Einsatz der Immunabwehr sowie der Gewebeheilung und Regeneration bei Verletzungen und Reizungen im Harntrakt. Zudem wirkt Zink antioxidativ, was im Zusammenhang mit oxidativem Stress wichtig ist. Idealerweise lassen Sie Ihren Zinkspiegel ärztlich bestimmen und auch die Einnahme ärztlich begleiten, denn bei einigen Menschen ist es schwierig, einen ausreichenden Zinkspiegel zu erzielen. Zink sollte besser nicht morgens nüchtern eingenommen werden, weil es dann eher zu Übelkeit oder Magenschmerzen führen kann. Besser verträglich ist die Einnahme zum Mittag- oder Abendessen. Bitte nehmen Sie Ihr Zinkpräparat nicht zeitgleich mit Eisen ein, das wäre ungünstig für die Resorption.

Vitamin D

Ein echtes Multitalent, dessen bekannteste Wirkungen die Steuerung des Knochenstoffwechsels und die Immunmodulation sind. Aber darüber hinaus mischt Vitamin D bei sehr vielen körperlichen Prozessen mit und ist ebenfalls für unsere Blasengesundheit relevant.

Ein Mangel an diesem Vitamin wird mit einem erhöhten Risko für Infektionen in Verbindung gebracht. Daher ist ein ausreichender Vitamin-D-Spiegel eine wichtige Maßnahme, um Harnwegsinfektionen zu verhindern. Eine weitere wichtige Eigenschaft ist die Aufrechterhaltung der Muskelgesundheit. Vitamin D ist somit auch für den Beckenboden hilfreich. Dazu kommt auch eine entzündungshemmende Wirkung.

Da der Vitamin-D-Bedarf individuell sehr unterschiedlich sein kann, ist es sinnvoll, sich für die Labordiagnostik und die Erreichung der Zielwerte ärztlich begleiten zu lassen.

Astaxanthin

Das ist ein natürliches Carotinoid, d. h. ein organisches Pigment, das in Pflanzen, Algen und auch in bestimmten Bakterien vorkommt. Carotinoide haben wichtige Funktionen, insbesondere als Vorstufe von Vitamin A. Astaxanthin findet sich vor allem in Algen und demzufolge auch in den Meeresbewohnern, die Algen konsumieren, wie Muscheln und Fische. Astaxanthin wirkt entzündungshemmend und antioxidativ und ist somit bei der Bekämpfung von Harnblasenbeschwerden durchaus relevant. Zudem hat es eine muskelstärkende Wirkung, was sich positiv auf die Beckenbodenmuskeln auswirken kann. Die optimale Dosierung kann für jeden Einzelnen individuell unterschiedlich sein, dasselbe gilt für die Einnahmedauer. Eine langfristige Einnahme ist möglich.

Methylsulfonylmethan

Dies ist eine organische Schwefelverbindung, die in vielen Lebensmitteln vorkommt und auch als Nahrungsergänzungsmittel angeboten wird. In Bezug auf Blasenbeschwerden gibt es nur begrenzte wissenschaftliche Nachweise. Aber es gibt einige potenzielle Zusammenhänge: Da ist einmal die entzündungshemmende Eigenschaft, die wichtig ist bei der Behandlung von Blasenentzündungen sowie die Gewebeelastizität und Flexibilität dieser Verbindung, die eine weitere unterstützende Rolle übernehmen kann, und auch antioxidative Eigenschaften für den Zellschutz. Es gibt aber nur eine begrenzte Evidenz und weitere Forschung ist erforderlich, um konkrete Aussagen zu machen.

Amino 8

Amino 8 ist ein Nahrungsergänzungsmittel, das eine Mischung aus 8 verschiedenen Aminosäuren enthält. Aminosäuren sind Bausteine von Proteinen und nehmen eine entscheidende Rolle im Körper, unter anderem für den Muskelaufbau und verschiedene biochemische Prozesse, ein. Durch L-Methionin beispielsweise wird der Säuregehalt des Urins erhöht, was die Lebensbedingungen säureempfindlicher Bakterien in den Harnwegen verschlechtert. Die Nebenwirkungen von L-Methionin-Tabletten sind noch nicht vollständig geklärt, dazu können jedoch auch Magenbeschwerden und ein steigender Säuregehalt im Blut gehören. Auch kann es zu Wechselwirkungen mit anderen Medikamenten kommen. Bisher gibt es keine eindeutige Studienlage hierzu. Die Studien werden insbesondere im Zusammenhang mit einer neurogenen Blasenfunktionsstörung gesehen und es bleibt abzuwarten, was weitere Forschungsergebnisse, auch im Zusammenhang mit Amino 8, ergeben.

Selen

Dies ist ein essenzielles Spurenelement, das im Körper wichtige Funktionen erfüllt, insbesondere als Bestandteil von Selenoproteinen, die antioxidative und immunologische Funktionen haben, was in Bezug auf Blasenprobleme von Bedeutung sein kann. Selen kann die Immunfunktion positiv beeinflussen und ein fittes Immunsystem ist wichtig, um Infektionen, einschließlich Harnwegsinfektionen, abzuwehren. Bei der Dosierung und der Dauer der Einnahme ist darauf zu achten, welches Behandlungsziel verfolgt wird, so unterliegt hier die längere Einnahme einem individuellen Behandlungsplan; der Selenstatus kann durch eine Blutuntersuchung überwacht werden.

B-Vitamine

Der Vitamin-B-Komplex umfasst verschiedene B-Vitamine, darunter B_1 (Thiamin), B_2 (Riboflavin), B_3 (Niacin), B_5 (Pantothensäure), B_6 (Pyridoxin), B_7 (Biotin), B_9 (Folsäure) und B_{12} (Cobalamin). Einige B-Vitamine, insbesondere B_1, B_6 und B_{12}, sind wichtig für die Funktion des Nervensystems; und nur ein funktionierendes, gesundes Nervensystem hat die Kontrolle über die Blasenfunktion. Auch entscheiden B-Vitamine über den Energiestoffwechsel im Körper; ein ausreichendes Energieniveau kann dazu beitragen, den allgemeinen Gesundheitszustand aufrechtzuerhalten. Dazu kommen auch hier eine entzündungshemmende und eine das Immunsystem unterstützende Wirkung. Bei Beachtung der genauen Dosierungsangaben kann eine Einnahme von B-Vitaminen über einen längeren Zeitraum in Betracht gezogen werden.

Magnesium

Das ist ein lebenswichtiger Mineralstoff, der an zahlreichen physiologischen Prozessen in unserem Körper beteiligt ist. Bezüglich einer Blasenproblematik gibt einige Zusammenhänge: Dazu zählen der Einfluss von Magnesium auf die Muskelentspannung, um die Spannung in der

Blasenmuskulatur zu regulieren, und der Einfluss auf das Nervensystem, denn nur Ausgeglichenheit in diesem Bereich sorgt für eine gute Funktionalität. Weiterhin die Stressreduktion, denn Stress kann Blasenprobleme verschärfen. Zudem wird Magnesiummangel mit Muskelkrämpfen in Verbindung gebracht; eine ausreichende Magnesiumzufuhr kann also helfen, Krämpfe in der Blasenmuskulatur zu lindern und zu verhindern. Der individuelle Magnesiumbedarf kann variieren. Frauen mit einem nachgewiesenen Magnesiummangel können möglicherweise längerfristig von einer Ergänzung profitieren. Die Dosierungsangaben sind zu beachten; bei einer übermäßigen Zufuhr kann es zu Nebenwirkungen wie Durchfall kommen.

Tryptophan

Dabei handelt es sich um eine essenzielle Aminosäure, die im Körper in Serotonin umgewandelt wird, welches wiederum zu Melatonin, einem Hormon, das den Schlaf-wach-Rhythmus reguliert, metabolisiert werden kann. Die Bedeutung von Tryptophan bei Blasenproblemen kann durch mehrere Mechanismen erklärt werden: Serotonin ist ein Neurotransmitter, der eine Rolle bei der Übertragung von Signalen im Nervensystem spielt und somit die Blasenaktivität kontrolliert. Außerdem hat es durch die Melatoninproduktion eine Bedeutung für die Entspannung und die Schlafqualität. Erholsamer Schlaf macht sich positiv auf die allgemeine Gesundheit bemerkbar und lindert mögliche Blasenprobleme. Außerdem wird Serotonin als »Glückshormon« bezeichnet und sorgt somit für eine Stressreduktion. Die Tryptophaneinnahme sollte in Absprache mit einem Arzt oder einer Ärztin erfolgen.

Grapefruitkernextrakt

Dieser wird für seine antimikrobiellen Eigenschaften geschätzt. Zu den wichtigsten Eigenschaften zählen eine Bakterienhemmung, eine entzündungshemmende Wirkung und ein antioxidativer Schutz. Grapefruitkernextrakt kann bei genauer Beachtung der Dosierungsangaben längerfristig eingenommen werden.

Kollagen

Dies ist ein Protein, das für die Struktur von Haut, Bindegewebe und verschiedene Organe, u. a. unsere Harnblase, wichtig ist. Kollagen unterstützt die Struktur und Festigkeit der Blasenwand und nimmt Einfluss auf die Elastizität von Haut und Schleimhäuten, wie der Scheidenschleimhaut. Wenn die Dosierungsangaben eingehalten werden, kann die Einnahme über einen längeren Zeitraum erfolgen.

Das war ein kleiner Einblick in die Möglichkeiten, die uns Nahrungsergänzungsmittel im Zusammenhang mit Blasenbeschwerden bieten. Starten Sie mit einer entsprechenden Labordiagnostik.

Gut durch die Wechseljahre kommen

Erfahren Sie, wie sich Hormone auf die Blase auswirken und an welchen Stellschrauben Sie drehen können.

Als Kind war ich oft in den Ferien bei meinen Großeltern im fränkischen Weinland. Ich mochte das sehr und es war eine besondere Zeit, immer draußen und viel unterwegs zu sein, spielen zu dürfen, aber auch zu beobachten, was so alles passiert: Ich habe bei der Landarbeit geholfen und meiner Großmutter, den Großtanten, Tanten und deren Freundinnen zugeschaut und zugehört.

Ziemlich gut kann ich mich an die Aussage erinnern: »Ich hab'se, die fliegende Hitze.« Ich hatte keine Ahnung, was das bedeuten soll, fliegende Hitze? Hitze die fliegen kann, oder was? Bei meiner Nachfrage bekam ich zur Antwort »Na, des musst du net wissen, Kind, wir sind eben alte Frauen.« Ich beobachtete, dass sie meistens sehr schwitzten, sich hektisch die Blusen oder Kittelschürzen öffneten, rote Gesichter bekamen, seufzten und alle anderen Frauen Bescheid wussten und sagten: »Ja, ja, so ist es halt.«

Ehrlich gesagt blieb ich weiterhin lange Zeit ahnungslos. Und ist es nicht so? Werden wir als junge Frauen darüber aufgeklärt, dass sich plötzlich dann, wenn wir das Gefühl haben, endlich im Leben angekommen zu sein, sich alles ganz anders, komisch und neu anfühlt? Die Wechseljahre sind ein Thema, über das noch weniger gesprochen und aufgeklärt wird als über die Menstruation. Meist heißt es lapidar: Sie kommen einfach diese Jahre und es bleibt nichts anderes übrig, als das zu akzeptieren. Aber ich bin der Meinung, dass es nicht so sein muss und auch nicht so bleiben sollte.

Was sind die Wechseljahre?

Die Wechseljahre beschreiben den Zeitraum im Leben von Frauen, in dem eine natürliche hormonelle Umstellung stattfindet. Die Wechseljahre sind keine Krankheit, sondern eine Übergangszeit im Leben einer Frau. Mit der Pubertät tritt die Frau in ihre fruchtbare Lebensphase ein, und mit den Wechseljahren verlässt sie sie wieder. Pubertät und Wechseljahre sind beides Umbruchphasen – nicht nur in Bezug auf die Hormone. Mit dem letzten Menstruationszyklus endet die fruchtbare Lebensphase von Frauen, deren Gebärmutter nicht entfernt wurde.

Der Begriff »Menopause« stammt aus dem Griechischen und bedeutet »Meno« für Monat und »Pausis« für Ende, beschreibt also das Ende der monatlichen Blutungen. Der Begriff »Klimakterium« kommt ebenfalls aus dem Griechischen, steht für »kritische Lebensphase« und bezeichnet den Zeitabschnitt der hormonellen Umstellung am Ende der fruchtbaren Lebensphase.

Im Alter von etwa 45–60 Jahren endet der regelmäßige Zyklus und die Wechseljahre beginnen. Wann genau die Menopause eintritt, ist genetisch festgelegt, meist in einem Durchschnittsalter von 51–53 Jahren. Aber die hormonellen Veränderungen beginnen schon viel früher, Prämenopause genannt. Diese setzt bereits im Alter von 40–45 Jahren ein. Die Menge der Eizellen in den Eierstöcken ist dann fast erschöpft. Der Progesteronspiegel sinkt und der Zyklus wird zunehmend unregelmäßiger. Es werden auch immer weniger Östrogene aus den Eierstöcken ausgeschüttet. Die Blutung kommt immer seltener und bleibt schließlich ganz aus.

Zu den weiblichen Hormonen gehören

- Gestagene/Gelbkörperhormon = weibliches Sexualhormon
- Östrogene: Estradiol, Estron, Estriol
  - Estriol wichtig für die weibliche Fruchtbarkeit = weibliches Sexualhormon
  - Östrogene bewirken die Entwicklung vom Mädchen zur geschlechtsreifen Frau, außerdem schützen Östrogene die Haut und auch die Schleimhäute vor Trockenheit.

Östrogene sind wichtig für:

- die Knochengesundheit
- den Schutz vor Harnwegsinfekten
- die Gedächtnisleistung
- die Blutdruckregulation
- die Zusammensetzung der Fette im Blut
- den Zuckerstoffwechsel
- den Schutz vor Gefäßverkalkung

Mit diesen körperlichen Umstellungen gehen auch psychische Veränderungen einher. Ob und wie stark eine Frau unter Wechseljahresbeschwerden leidet, ist unterschiedlich. Grob gesprochen hat etwa ein Drittel der Frauen keine, ein Drittel leichte und ein Drittel schwere Beschwerden. Welche Behandlungsmöglichkeiten es gibt, werde ich gleich beschreiben.

Mögliche Beschwerden in den Wechseljahren:

- Hitzewallungen und Schweißausbrüche
- Herzrasen
- Schwindel
- Verstopfung
- Schlafstörungen
- depressive Verstimmungen bis hin zur Depression
- Panikattacken und Angststörungen
- innere Unruhe und Reizbarkeit

Im Zusammenhang mit der Blasengesundheit besonders relevant ist, dass Haut und Schleimhäute, eben auch die der Scheide und der Blase, mit zunehmendem Östrogenmangel dünner und trockener werden. Zudem sorgen die hormonellen Veränderungen auch dafür, dass der Beckenboden schwächelt.

Scheidentrockenheit und Blasenschwäche

Der Östrogenmangel hat zur Folge, dass die Schleimhäute der Scheide, der Harnröhre und der Blase nicht mehr so hoch aufgebaut werden. Die Scheide fühlt sich trockener an und ist leichter verletzlich, z. B. beim Geschlechtsverkehr. Einige Frauen bemerken die Scheidentrockenheit auch durch Juckreiz oder Brennen. Hier helfen viele freiverkäufliche Gleitmittel (Seite 113). Kommt die Scheidenflora aus dem Gleichgewicht, wirkt sich dies auch direkt auf die Blase aus, weil die schützenden Milchsäurebakterien, die für die saure Schutzbarriere im Scheidenbereich zuständig sind, fehlen. Sowohl die Scheide als auch die Blase sind anfälliger für Infektionen.

Da der Aufbau der Haut der Scheide auch ein Polster für die Harnröhre ist, kann es bei geringerer Dicke der Haut auch zur Blasenschwäche (Inkontinenz) kommen, weil die Verschlussmechanismen von Harnröhre und Blase beeinträchtigt sind. Auch die Beckenbodenmuskulatur kann in höherem Alter erschlaffen. Dadurch können Entzündungen der Harnwege sowie vermehrter Harndrang oder Harninkontinenz verstärkt werden. Hormonhaltige Vaginalcreme oder Vaginaltabletten gleichen den Hormonmangel im Genitalbereich gezielt aus. Die Haut wird stärker aufgebaut und besser durchblutet und damit elastischer, feuchter und tragfähiger.

Wechseljahresbeschwerden lindern

In den Wechseljahren verändert sich also doch ganz schön viel und um nicht das

Gefühl zu bekommen, diesem Vorgang komplett ausgeliefert zu sein, ist es wichtig zu wissen, was wir selbst tun können, um uns diese Zeit leichter zu machen. Ein Gesamtpaket muss her, gefüllt mit allem, was uns stärker macht in diesem Lebensabschnitt.

Inhalte dieses »Pakets« sind:

- Eine gesunde Ernährung; damit ist eine ausgewogene Ernährung gemeint mit Obst, Gemüse, Vollkornprodukten und mageren Proteinen und hochwertigen Fetten. Damit wir die Energie gut aufrecherhalten können, sollten wir uns regelmäßige Mahlzeiten gönnen.
- Die Knochengesundheit auch in Östrogenmangelzeiten stärken. Dazu braucht es vor allem ausreichende Mengen an Kalzium und an Vitamin D, über die Ernährung und bei Bedarf zusätzlich durch Nahrungsergänzungsmittel.
- Regelmäßige körperliche Aktivität. Dafür ist jegliche Bewegung gut geeignet: spazieren gehen/wandern, laufen, schwimmen, tanzen oder Yoga, um nur einige Möglichkeiten zu nennen. Die Bewegung erhält nicht nur die Beweglichkeit, steigert das Wohlbefinden, baut Stress ab und fördert den Schlaf, sondern ist auch unabdingbar für den Erhalt starker Muskeln und Knochen erforderlich.
- Stressbewältigungstechniken brauchen wir alle. Stress kann auf verschiedene Weisen auftreten, durch Arbeit oder Familie. Erlernen Sie Strategien, wie z. B. Mediation oder Atemübungen, um besser mit stressigen Situationen umzugehen und Ihren emotionalen Zustand zu stabilisieren, insbesondere bei Stimmungsschwankungen.
- Gesunder Schlaf: Dazu gehört eine entspannte Schlafumgebung, ein Schlafzimmer zum Wohlfühlen, regelmäßige Schlafgewohnheiten sowie kleine Rituale einzuführen, die ihren Beitrag zur Entspannung leisten. Sorgen Sie für eine ruhige, dunkle und gut belüftete Schlafumgebung. Smartphone, Laptop, Fernseher und andere Elektrogeräte

Phytoöstrogene

Viele Frauen schwören in den Wechseljahren auf Phytoöstrogene, also sekundäre Pflanzenstoffe, die in unserm Körper wie Östrogene wirken. Reich an solchen Phytoöstrogenen sind u. a. Soja, Tofu, grüner Tee oder Gojibeeren. Frauen in asiatischen Ländern nehmen durch die anderen Ernährungsgewohnheiten etwa 50 mg davon täglich zu sich, im Vergleich dazu sind es bei Westeuropäerinnen etwas 5 mg täglich. Aber auch wenn Sie Tofu oder andere Sojaprodukte nicht mögen, können Sie verschiedene Phytoöstrogene als Nahrungsergänzungsmittel oder auch als Arzneimittel einnehmen. Lassen Sie sich dazu am besten frauenärztlich beraten.

haben im Schlafzimmer nichts verloren. Dann kann sich auch Ihr natürliches Melatonin (das Schlafhormon) entfalten und Ihnen das Einschlafen erleichtern.

- Sollten die Beschwerden Sie in den Wechseljahren sehr belasten und Sie haben das Gefühl, dass keine der genannten Maßnahmen wirklich hilft, könnte eine Hormonersatztherapie eine Option für Sie sein. Hierdurch lassen sich der Mangel an weiblichen Geschlechtshormonen und die Folgesymptome therapieren, wobei auch Nebenwirkungen auftreten können. Für die Verschreibung und entsprechende Beratung sind Frauenärzt*innen zuständig.

Wechseljahre und Blasenentzündung

Auch in dieser Zeit des Wechsels kann es zu Blasenentzündungen kommen. Entweder hat diese Blasenproblematik Sie schon länger begleitet und war dann eine Zeitlang weniger geworden und seltener aufgetreten, oder Sie hatten noch nie etwas damit zu tun und Blasenentzündungen sind jetzt plötzlich zum Thema geworden.

Alles das kann sein und ist auch noch normal. Denn die Wechseljahre sind nicht nur eine Zeit des Umbruchs, sondern auch eine Zeit der Veränderungen, insbesondere bei der Harnblase. Schuld daran hat der Östrogenmangel, der sich unweigerlich einstellt: erst langsam, dann immer stärker. Die Produktion von Östrogen spielt bei der Aufrechterhaltung gesunder Harnwege eine wichtige Rolle und ein Rückgang der Produktion macht unweigerlich anfälliger für Blasenentzündungen.

Dazu kommen weitere Veränderungen wie eine Gewebeschwächung und die Abnahme der Elastizität und der Festigkeit des Harnwegsgewebes. Östrogene beeinflussen außerdem den sauren pH-Wert der Vaginalflora. Wie schon zuvor erwähnt, schützt ein niedriger pH-Wert normalerweise vor dem Eindringen von schädlichen Bakterien. Während der Wechseljahre kann es da zu einer Veränderung kommen und das Gleichgewicht wird beeinträchtigt, wodurch das Risko für eine Blasenentzündung steigt.

Die Immunabwehr kann sich verändern und weniger stark sein. Das macht sich auch in Bezug auf die Harnblase bemerkbar: Es kommt zu einer erhöhten Infektanfälligkeit.

Letztendlich kann der Rückgang von Östrogenen eine Atrophie (Rückgang/Veränderung) der Harnröhre bewirken, wodurch die Symptome von Blasenentzündungen verstärkt werden und auch die Kontrolle über den Harnfluss abnimmt, was eventuell zu Veränderungen bei der Kontinenz führt.

Inkontinenz und Wechseljahre

Wie so viele Veränderungen in diesem Lebensabschnitt gehört auch eine geschwächte Beckenbodenmuskulatur dazu. Aus ganz natürlichen Gründen verändert sich die Muskulatur: Der Beckenboden erschlafft, was zur Folge hat, dass die Kontrolle über die Blase beeinträchtigt wird. Viele Frauen in den Wechseljahren bemerken daher einen häufigeren Harndrang oder auch einen Harnverlust. Meistens geschieht dies unter Belastung, das heißt, beim Niesen oder bei ruckartigen Bewegungen oder Heben von schweren Gegenständen.

Während der Wechseljahre können verstärkt folgende Inkontinenzarten auftreten:

- Stressinkontinenz (Seite 24), bei der zunächst durch Niesen, Husten oder körperliche Aktivität ein Harnverlust auftreten kann. Durch die plötzliche Druckerhöhung kann die Blase nicht mehr dicht halten, wodurch ein unfreiwilliger Harnverlust auftritt.
- Dranginkontinenz (Seite 25) wird häufig durch Östrogenmangel ausgelöst, denn dieser führt zu einem instabilen Blasenmuskel, wodurch schlecht kontrollierbare, intensive Harndrangempfindungen auftreten können.
- Mischinkontinenz: Dies ist eine Kombination von Stress- und Dranginkontinenz mit den schon beschriebenen Auslösern.

Eine wichtige Präventions- bzw. Behandlungsmaßnahme bei Inkontinenz in den Wechseljahren ist daher das Beckenbodentraining (Seite 92). Denn wie jeder andere Muskel im Körper kann auch die Beckenbodenmuskulatur wieder trainiert und aufgebaut werden. Dazu können gezielte Physio- oder Reizstromtherapie, Beckenbodenübungen und Verhaltenstraining beitragen. Bei regelmäßiger und langfristiger Durchführung lässt sich so oftmals die Inkontinenz wieder in den Griff bekommen.

Und wie schon erwähnt, kann auch eine Behandlung des Östrogenmangels durch eine Hormonersatztherapie oder auch nur eine lokale Östrogenanwendung hilfreich sein. Für die lokale Therapie stehen Cremes und Vaginalzäpfchen zur Verfügung. Der Östrogeneinsatz wirkt nicht nur gegen die Scheidentrockenheit und die Schleimhautatrophie, sondern auch gegen die Beckenbodenschwäche. Lassen Sie sich dazu von Ihrer Frauenärztin oder Ihrem Frauenarzt beraten.

Wechseljahre als Aufbruch

Zum Glück ist die Haltung unserer Großmütter und Mütter, man müsse die Wechseljahre mit all den möglichen Beschwerden einfach so erdulden, heute nicht mehr so verbreitet. Das Selbstverständnis der Frauen hat sich verändert. Es ist auch eine Frage der Perspektive und der Einstellung, ob man diese Zeit als gezeichnet vom Verlust erlebt oder als Aufbruch in ein freieres und selbstbestimmteres Leben. Wenn die Fruchtbarkeit endet, mag die eine Frau das vielleicht betrauern, vor allem dann, wenn es einen unerfüllten Kinderwunsch gab, und die andere freut sich, weil sie endlich Menstruation und Verhütungsstress hinter sich lassen kann. Einige Frauen erleben es als großen Verlust, wenn die Kinder so selbstständig geworden sind, dass sie das gemeinsame Heim verlassen und eigenständig leben wollen, andere atmen auf, weil sie sich nun endlich stärker um sich und die eigenen Bedürfnisse kümmern und eigene Ideen umsetzen können.

Dabei, wie wir auf diese Zeit schauen, spielt auch die gesellschaftliche Einstellung eine wichtige Rolle. Im Japanischen bedeutet Menopause Erneuerung und wird mit positiver Veränderung assoziiert. Frauen jenseits des 50. Lebensjahres werden gesellschaftlich geschätzt, ihre Lebensweisheit wird geachtet. Sie haben also guten Grund zu einer entspannten und positiven Lebenshaltung. Auch in Thailand oder Nordindien feiern die Frauen ihre ungewohnte Unabhängigkeit mit dem Ende der Fruchtbarkeit, denn alles, was mit Kindern und Verhütung zu tun hat, ist dort Frauensache. Dass japanische Frauen offenbar kaum unter Hitzewallungen leiden, dort gibt es gar kein Wort dafür, hängt sicher mit ihrer soja- und damit phytoöstrogenreichen Ernährung zusammen.

Resilienz

Am Ende dieses Buches möchte ich noch auf eine wichtige Fähigkeit hinweisen, die uns Frauen in den Wechseljahren, aber auch ganz allgemein im Leben, sehr helfen kann, die Resilienz. Resiliente Menschen durchstehen Krisenzeiten besser als solche, die diese Fähigkeit nicht haben. Und sie erholen sich leichter von schwierigen Lebenssituationen, denn diese Kraft hilft ihnen, immer wieder neue Wege zu suchen, zu finden und zu gehen. Je resilienter wir sind, desto besser können wir uns an die wechselnden Umstände und Herausforderungen, die das Lebens nun mal mit sich bringt, dynamisch anpassen. Die Resilienz hilft dabei, immer weiterzumachen, nicht aufzugeben und am Ende sogar stärker aus einer Krise hervorzugehen.

» *Allein ein Perspektivwechsel kann das Leben bereits enorm erleichtern, ohne dass sich an den Umständen etwas geändert hätte. Um das Einzuüben, gibt es zahlreiche Methoden, therapeutische Unterstützung und Herangehensweisen.* «

Das Gute an Resilienz ist, dass sie trainierbar ist. Eine wichtige Rolle spielt es z. B., wie wir Dinge und Begebenheiten sehen und bewerten. Jeder Mensch erlebt in seinem Leben Herausforderungen, hat mit körperlichen Einschränkungen zu tun. Aber es gibt Menschen, die Unabänderliches akzeptieren, das Beste daraus machen und sich dennoch auf die positiven Seiten des Lebens konzentrieren und solche, die eher jammern und klagen, warum ausgerechnet ihnen dies oder jenes widerfahren ist, sich als Opfer sehen und glauben, alle anderen hätten es leichter.

Beenden möchte ich das Buch mit einer kleinen Rückzugsübung zur Erholung der Sinne:

- Stellen oder setzen Sie sich aufrecht hin.
- Atmen Sie ruhig ein und aus.
- Halten Sie Ihren Kopf gerade.
- Schließen Sie Ihre Augen und legen Sie sehr sanft beide Hände mit den Handballen über Ihre Augen, sodass diese sich in völliger Dunkelheit für eine Weile erholen dürfen.
- Ihre Finger legen Sie sanft auf Ihrer Stirn ab.
- Kinder nehmen manchmal intuitiv und spontan ihre Hände auf diese Weise vor das Gesicht, wenn ihnen alles zu viel wird.
- Diese Haltung bietet Ihnen eine kleine Auszeit. Verweilen Sie darin, so lange wie es Ihnen guttut.
- Dieser kleine Rückzug schenkt Ihnen einen Moment der Ruhe und ist überall möglich. Sie sind für diese Zeit nur bei sich.
- Vielleicht werden Sie überrascht sein, wie wohltuend es für Ihre Augen ist und wie sehr Sie diese kleine Pause erfrischt.
- Kehren Sie dann behutsam in Ihren Alltag zurück, indem Sie langsam die Hände herunternehmen und dann vorsichtig die Augen öffnen.

Stichwortverzeichnis

A

Achtsamkeitsübungen 84
Akupunktur 88
Akupunkturpunkt Blase 28 89
Aloe-vera-Bad 58
Alpha-Blocker 41
Amino 8 129
Antibiotika 59
Anticholinergika 40
Antidepressiva, trizyklische 41
Arztbesuch 69
Astaxanthin 129
Ausfluss 115

B

Bandscheibenvorfall 28
Bärentraubenblätter 118
Bauchatmung 98
– üben 83
BeBo®-Konzept 100
Beckenboden 21
– Selbsttest 67
– trainieren 92
– Überlastung 99
Beckenbodenaktivität ertasten 69
Beckenbodenentspannung 67
Beckenbodenmuskulatur 16
Beckenbodenschwäche 24
Beckenbodentraining
– Biofeedback 37, 101
– Vorstellungsbilder 99
Beckenbodenübung 94, 95, 97, 98
Belastungsinkontinenz 24
Beta-3-Adrenozeptor-Agonisten 40
Biofilm 64
Birkenblätter 87
Blase 11, 16
– Anatomie 13
– Kälte 62
– Nahrungsergänzungsmittel 128
– Steuerung 18
Blasendreieck 13
Blasendruckmessung 73
Blasenentleerung 20
Blasenentzündungen 47
– Antibiotika 59
– Bäder 56
– D-Mannose 126
– Impfung 55
– Maßnahmen 50
– Schmerzmittel 61
– Sex 65
– Symptome 49
– vorbeugen 61
– warm halten 55
– Wechseljahre 136
Blasenfüllung 18, 19
Blaseninkontinenz 23
Blasenkapazität 101
– erhöhen 103
Blasenmuskulatur 15
Blasenschleimhaut 15, 31, 32
– Bakterien 63
Blasenschließmuskel 16
Blasenschwäche 120, 134
Blasenspiegelung 71
Blasentee 118
Blasentraining 26, 38, 101, 102
Blasenwand 15, 18
Brennnessel 87, 120
Brennnesselsüppchen 120
B-Vitamine 130

C

Cannabis 91
Cranberry-Essig-Blasenkur 125
Cranberry-Rotkohl 122
Cranberrys 124
Cranberrysaft 124

D

Detrusormuskeln 16
Detrusorreflexzentrum 19
Diabetes mellitus 28
D-Mannose 126
Drangblase 103
Dranginkontinenz 25, 26
– Blasentraining 101

E

Eigenlob 86
Energieschaukel 85
Entspannungstechniken 36, 39
Entspannungsübung 83
Epilieren 112
Epsom-Salz-Bad 58
Ernährung 116
– antientzündliche 51, 121

G

Gehmeditation 84
Getränke 117
Gleitgel 113
Goldrute 52, 87
Grapefruitkernextrakt 131

H

Haarentfernungscreme 112
Haferflockenbad 57
Harnblasenmeridian 89
Harndrang 25, 102
– aufschieben 103
– häufiger 30
Harninkontinenz 23, 134
Harnleiter 13, 15
Harnröhre 16, 136
Harnröhrendruckprofil 74
Harnröhrenschließmuskel 16
Harnröhrensphinkter 16, 20
Harnstrahlmessung 73
Harnwege durchspülen 50, 118
Heilkräuter, Hildegard von Bingen 118
Heublumenbad 58
Homöopathie 88
Hormonersatztherapie 38, 41, 137
Hormone, weibliche 133
Hormonschwankungen 48

I

Immunsystem 64, 130
– Darm 59
– geschwächtes 49
– Kälte 62
– Selen 130
– stärken 51, 125
– Zink 128
Inkontinenz 12, 22
– extraurethrale 28
– Mischformen 27
– Wechseljahre 137
Intimhaarentfernung, Ultraschall 112
Intimhygiene 63, 115
– optimale 108
– Tipps 108
– übertriebene 48
– Unterwäsche 110
Intimrasur 111

K
Kamillen-Sitzbad 57
Kapuzinerkresse 126
Knochengesundheit 135
Kollagen 131
Kontinenz 17
Kürbiskerne 87
Kürbis-Kokos-Suppe 122

L
Laktobazillen 47
Lebensstiländerungen 42

M
Magnesium 130
Magnesiumsulfat-Bad 58
Medizin, alternative 87
Meerrettich-Kapuzinerkresse-Tinktur 127
Meerrettichwurzel 126
Melatonin 131
Menstruationsprodukte 110
Methylsulfonylmethan 129
Miktionsfrequenz 101
Miktionstagebuch 34, 39, 70
Miktionszentrum, sakrales 19
Milchsäurebakterien 47, 108, 134
Morbus Parkinson 28
Multiple Sklerose 28, 53

N
Nahrungsergänzungsmittel 128
Nervensystem, vegetatives 15, 17
Nervus pudendus 15, 20
Nieren 15
Nierenbeckenentzündung 60

O
Omega-3-Fettsäuren 128
Organuhr 90
Östrogenmangel 25, 26, 32, 38, 41, 50, 134, 136

P
Parasympathikus 15, 17, 20, 82
Peinlichkeit 12
Physiotherapie 38
Phytoöstrogene 135
Pollakisurie 29

R
Reflexinkontinenz 27
Reizblase 29
– Diagnostik 33
– Maßnahmen 34
– Medikamente 40
Resilienz 138
Restharn 53
– Maßnahmen 53
Rosenkohl mit Granatapfelkernen 124

S
Salbei 120
Schamgefühl 12
Schamhaarentfernung 111
Scheidendusche 115
Scheidenmilieu, saures 47
Schlaganfall 28
Schließmuskelschwäche, Übung 94
Schmerzen beim Wasserlassen 49
Schwangerschaft 24, 48
Selbstfürsorge 85
Selbsttest
– Reizblase 35
– Was hat meine Blase? 68
Selen 130
Serotonin 131
Sex 48, 65
Sexualhormone 133
Slip 110
Stress 11, 30, 49, 82
Stressinkontinenz 24
Sympathikus 15, 17, 82

T
TCM 88
Toilette
– Geschichte 105
– nette 107
Toilettenbesuche 52
Toilettengang 105
Trinken 34, 116
Trinkmenge 48
Tryptophan 131

U
Unterhose 109
Untersuchungsmethoden 66
Urge-Inkontinenz 25
Urin 75
– Farbe 77
– Geruch 78
– Keimbelastung 50
Urodynamik 71
Urotherapie 44

V
Vaginalflora 136
Vaginalgeruch 114
Verfahren, bildgebende 75
Vitamin D 129
Vorstellungskraft nutzen 93

W
Wachsenthaarung 112
Wechseljahre 38, 41, 132, 137
– Blasenentzündung 136
– Inkontinenz 137
Wechseljahresbeschwerden 134
– lindern 134

Z
Zink 128

Empfehlungen von Isabell Seiwerth

Bücher zum Weiterlesen

Breitenbach V. Ganz intim. Der weibliche Körper, Sexualität und Gefühle – was Sie noch nicht wussten. Eine Frauenärztin berichtet. Stuttgart: TRIAS; 2021

Buchart K. Nutrazeutika – heilende Nahrungsmittel, Kräuter und Gewürze. Pflanzliche Hausmittel gezielt einsetzen: Immunsystem, Darm, Haut, Atemwege, Harnwege. Stuttgart: TRIAS; 2023

Enders G. Darm mit Charme: Berlin: Ullstein, 2014

Hintringer S. Der Vagus-Nerv – unser innerer Therapeut: Die Polyvagaltheorie zur Selbsthilfe bei Trauma, Angst, Panik und Depression. Mit einfachen Übungen die Selbstheilung aktivieren. Irisiana; 2023

Liesner F. Der kleine Beckenboden-Coach. Die besten Übungen für eine stabile Mitte. Stuttgart: TRIAS; 2022

Martin JI. Hildegard von Bingen: Heilküche. Stuttgart: TRIAS; 2019

Oltersdorf D. Chronische Entzündungen. Reizarm essen. Hilfe bei Rheuma, Blasenentzündung, Sinusitis, Neurodermitis & Co. Das 4-Wochen-Programm mit 110 Rezepten. Stuttgart: TRIAS; 2023

Orfanos-Boeckel H. Nährstofftherapie. Orthomolekulare Medizin & bioidentische Hormone: Mangel ausgleichen, Beschwerden lindern, Alterungsprozesse aufhalten. Stuttgart: TRIAS; 2022

Orfanos-Boeckel H. Nährstofftherapie – der Praxisleitfaden. Orthomolekulare Medizin richtig dosieren und anwenden: Vorbeugen und heilen mit Vitaminen, Mineralstoffen & Co. Stuttgart: TRIAS; 2024

Hilfreiche Links

Auf der Website der Deutsche Kontinenz Gesellschaft e. V. finden Sie u. a. eine Auflistung aller Beckenbodenzentren in Deutschland mit Suchfunktion nach Postleitzahl: www.kontinenz-gesellschaft.de

Verein-D.A.CH – Vereinigung der Urotherapie e. V.: www.urotherapie.de

Interessieren Sie sich für das BeBo®-Konzept? Dann lesen Sie alle nötigen Informationen dazu unter: www.beckenboden.com

Die Internetseiten der Arbeitsgemeinschaft Gynäkologie, Geburtshilfe, Urologie und Proktologie (AG GGUP) listen z. B. Physiotherapeut*innen, die sich auf Beckenbodentraining spezialisiert haben, auf: www.ag-ggup.de

Interessieren Sie sich für die Empfehlungen der medizinischen Leitlinien? Zum Beispiel die »S3-Leitlinie: Epidemiologie, Diagnostik, Therapie, Prävention und Management unkomplizierter, bakterieller, ambulant, erworbener Harnwegsinfektionen bei erwachsenen Patienten«? Diese stehen unter: www.awmf.org

Haben Ihnen die beispielhaften Beckenbodenübungen aus dem Buch von Franziska Liesner zugesagt und Sie wollen jetzt professionell begleitet und konsequent trainieren? Dann ist vielleicht ihr kostenpflichtiges Übungsprogramm über 12 Wochen für 30 Minuten täglich das Richtige für Sie. Zu finden unter: www.stabile-mitte.de

Kurze kostenlose Videos von Franziska Liesner zur Beckenbodengesundheit mit einigen Übungsanleitungen finden Sie unter dem Stichwort »Stabile Mitte Online Bauch- & Beckenbodenprogramme« auf www.youtube.com

Bibliografische Information der Deutschen Nationalbibliothek
Die Deutsche Nationalbibliothek verzeichnet diese Publikation in der Deutschen Nationalbibliografie; detaillierte bibliografische Daten sind im Internet über http://dnb.d-nb.de abrufbar.

Programmplanung: Uta Spieldiener
Projektmanagement: Manuela Hunfeld
Redaktion: Anne Bleick
Bildredaktion: Marie Crämer
Umschlaggestaltung: © Thieme
Layout: CYCLUS · Visuelle Kommunikation, Stuttgart

Bildnachweis:
Covermotiv und Bild S. 3: © Thieme
Autorinnenfoto: © privat
Foodfotos S. 119: © A. Schütz/Thieme; S. 123: © S. Buetow/Thieme;
People-Fotos: © H. Münch/Thieme
Zeichnungen (außer S. 14): Susi Schaaf, Bellheim
Die abgebildeten Personen haben in keiner Weise etwas mit der Krankheit zu tun.

1. Auflage 2024

TRIAS Verlag in Georg Thieme Verlag KG
Rüdigerstraße 14, 70469 Stuttgart

Satz und Repro: Fotosatz Buck, Kumhausen
Druck: AZ Druck und Datentechnik GmbH, Kempten

Gedruckt auf chlorfrei gebleichtem Papier
Printed in Germany

ISBN 978-3-432-11705-8
eISBN (ePub) 978-3-432-11706-5

1 2 3 4 5 6

Wichtiger Hinweis: Wie jede Wissenschaft ist die Medizin ständigen Entwicklungen unterworfen. Forschung und klinische Erfahrung erweitern unsere Erkenntnisse. Ganz besonders gilt das für die Behandlung und die medikamentöse Therapie. Bei allen in diesem Werk erwähnten Dosierungen oder Applikationen, bei Rezepten und Übungsanleitungen, bei Empfehlungen und Tipps dürfen Sie darauf vertrauen: Autoren, Herausgeber und Verlag haben große Sorgfalt darauf verwandt, dass diese Angaben dem Wissensstand bei Fertigstellung des Werkes entsprechen. Rezepte werden gekocht und ausprobiert. Übungen und Übungsreihen haben sich in der Praxis erfolgreich bewährt. Eine Garantie kann jedoch nicht übernommen werden. Eine Haftung des Autors, des Verlags oder seiner Beauftragten für Personen-, Sach- oder Vermögensschäden ist ausgeschlossen.

Marken, geschäftliche Bezeichnungen oder Handelsnamen werden nicht in jedem Fall besonders kenntlich gemacht. Aus dem Fehlen eines solchen Hinweises kann nicht geschlossen werden, dass es sich um einen freien Handelsnamen handelt.

Wo datenschutzrechtlich erforderlich, wurden die Namen und weitere Daten von Personen redaktionell verändert (Tarnnamen). Dies ist grundsätzlich der Fall bei Patient*innen, ihren Angehörigen und Freund*innen, z. T. auch bei weiteren Personen, die z. B. in die Behandlung von Patient*innen eingebunden sind.

Thieme Publikationen streben nach einer fachlich korrekten und unmissverständlichen Sprache. Dabei lehnt Thieme jeden Sprachgebrauch ab, der Menschen beleidigt oder diskriminiert, beispielsweise aufgrund einer Herkunft, Behinderung oder eines Geschlechts. Thieme wendet sich zudem gleichermaßen an Menschen jeder Geschlechtsidentität. Die Thieme Rechtschreibkonvention nennt Autor*innen mittlerweile konkrete Beispiele, wie sie alle Lesenden gleichberechtigt ansprechen können. Die Ansprache aller Menschen ist ausdrücklich auch dort intendiert, wo im Text (etwa aus Gründen der Leseleichtigkeit, des Text-Umfangs oder des situativen Stil-Empfindens) z. B. nur ein generisches Maskulinum verwendet wird.

FSC www.fsc.org
MIX
Papier | Fördert gute Waldnutzung
FSC® C008457

Unsere Umwelt ist uns wichtig!
Papier aus nachhaltigen und kontrollierten Quellen
Druck in Deutschland mit kurzen Lieferwegen
Druckereien mit hohen Ansprüchen an Ökologie

TRIAS, einer der führenden Ratgeberverlage im Bereich Gesundheit, gehört zur Thieme Gruppe, marktführender Anbieter medizinischer Fachinformationen und Services. Anspruch der Thieme Gruppe ist es, den im Gesundheitswesen tätigen Berufsgruppen sowie allen an Gesundheit Interessierten genau die Informationen und Angebote bereitzustellen, die sie in einer bestimmten Arbeitssituation oder Lebensphase benötigen. Durch die hohe Qualität und zielgruppenspezifische Relevanz der angebotenen Leistungen bereitet Thieme den Weg für eine bessere Medizin und mehr Gesundheit im Leben.

Thieme